RIEMANN
VERLAG

Anousch Mueller

UNHEIL-PRAKTIKER

Wie Heilpraktiker mit unserer Gesundheit spielen

RIEMANN VERLAG

Hinweis

Die Autorin verwendet überwiegend das generische Maskulinum, schließt aber selbstverständlich und ausdrücklich immer Patientinnen, Ärztinnen, Heilpraktikerinnen usw. mit ein.

FSC® www.fsc.org
MIX
Papier aus verantwortungsvollen Quellen
FSC® C083411

Verlagsgruppe Random House FSC® N001967

1. Auflage
Deutsche Erstausgabe

Neumarkter Str. 28, 81673 München
Lektorat: Christina Knüllig
Umschlaggestaltung: Stephan Heering, Berlin
Umschlagmotiv: S. Heering/Heering Advertising
Satz: Satzwerk Huber, Germering
Druck und Bindung: CPI books GmbH, Leck
Printed in Germany
ISBN 978-3-570-50195-5
www.riemann-verlag.de

Inhaltsverzeichnis

Vernunft, das ist so etwas
wie ansteckende Gesundheit.

Alberto Moravia

Vorwort

Wer gegen Homöopathie ist, war bloß noch nicht krank genug! So verteidigte ich vor einigen Jahren dieses alternativmedizinische Verfahren gegenüber Häme und Spott von Kritikern. Meine eigene Leidensgeschichte führte mich damals sogar zu einer Heilpraktikerausbildung. Ich glaubte, meine Feinfühligkeit, meine Erfahrungen mit unerklärlichen Symptomen und mit den Grenzen der Schulmedizin seien wie gemacht für die Berufung zur Heilpraktikerin. Ich hörte von wundersamen Heilungsgeschichten, glaubte an die Verheißungen der »sanften Medizin« und sah in ihr nicht zuletzt einen rebellischen Akt gegen die »Machenschaften der Pharmaindustrie«. Damals war ich überzeugt von der Floskel »Wer heilt, hat recht«. Zuerst würde ich geheilt, dann würde ich andere heilen. Das war der Plan.

Doch es kam anders. Heute stehe ich der Alternativmedizin, insbesondere der Art und Weise, wie sie von Heilpraktikerinnen und Heilpraktikern ausgeübt wird, äußerst kritisch gegenüber. Die Zweifel kamen bereits während der Heilpraktikerausbildung. Weitere Erfahrungen und Recherchen führten schließlich zu einer Abkehr von der sogenannten Alternativmedizin. An der Heilpraktikerschule erlebte ich, wie Studenten indoktriniert und Verschwörungstheorien verbreitet wurden.

Ganz massiv wurde in den Seminaren Impfangst geschürt. Es wurde behauptet, Heilpraktiker verfügten über Wahrheiten, vor denen die meisten Menschen die Augen verschlössen. Daher sei es auch Aufgabe von Heilpraktikern, »aufklärerisch« tätig zu sein. Die Folgen dieses esoterischen Missionierungseifers sind inzwischen deutlich zu spüren. Gerade in der gutsituierten Mittelschicht, wo viele auf alternativmedizinische Angebote schwören, kursieren die abenteuerlichsten Mythen. Es ist kein Zufall, dass der Prenzlauer Berg die niedrigsten Impfquoten Berlins hat und auch viele Teile Süddeutschlands deutlich hinterherhinken. In beiden Regionen gibt es überdurchschnittlich viele Heilpraktiker, und in beiden Regionen ist auch das Erwerbseinkommen überdurchschnittlich. Schließlich können sich oftmals nur Besserverdiener die kostspieligen Behandlungen beim Heilpraktiker leisten. Was aber viele nicht wissen: Heilpraktiker ist nicht einmal ein staatlich anerkannter Ausbildungsberuf.

Die Popularität von Heilpraktikern und Alternativmedizin fügt sich in die These von der Esoterisierung der Gesellschaft.[1] Dass das Übersinnliche in Teilen der Gesellschaft längst die Ratio überrundet hat, davon zeugen vielerlei alltägliche Beobachtungen: Babys tragen Bernsteinketten um den Hals, Manager werden auf Psycho-Seminare geschickt, Waldorf-Einrichtungen beschwören »atlantische Vorfahren«, Cafés werben mit energetisiertem Wasser, Straßenlaternen sind mit spirituellen Selbstfindungsangeboten beklebt, im Yoga-Kurs werden die Chakren mobilisiert, im Geburtsvorbereitungskurs die Seelen der Babys erspürt; dazu verbreiten sich im Internet Verschwörungstheorien, die immer ein fundamentales Misstrauen in gesellschaftliche Strukturen offenbaren.

Doch nirgendwo schlägt sich der esoterische Irrsinn so umfassend nieder wie auf dem Gesundheitssektor. Ob Schnupfen oder Krebs, es ist kaum möglich, alternativmedizinischen Angeboten zu entkommen: Homöopathie, Bachblüten, Bioresonanz, Traditionelle Chinesische Medizin, Osteopathie, Kinesiologie, anthroposophische Medizin und Ayurveda, Familienaufstellungen, Reiki, Entgiftung, Irisdiagnostik, Quantenheilung und, und, und. Doch was ist an diesen Verfahren esoterisch?

Eine einheitliche Definition von Esoterik hat sich nicht durchgesetzt. Von antiken Philosophen geprägt, stand der Begriff im Laufe der Jahrhunderte für spirituelle, mystische Strömungen verschiedener Denkschulen und Religionen, die sich abseits gängiger Lehrmeinungen entwickelt hatten. In der Alltagssprache versteht man unter Esoterik allgemein etwas »Höheres«, dem bloßen Verstand nicht Zugängliches. All die genannten Therapieformen beruhen auf Vorstellungen, die mit Naturgesetzen und physiologischen Abläufen nicht zu vereinbaren sind. In hochwertigen Studien konnten sie ihre Wirksamkeit über den Placeboeffekt hinaus bislang nicht unter Beweis stellen. Ihre Vertreter berufen sich auf »Schwingungen« und »Energien«, die sich selbst mit empfindlichster High-End-Technik nicht nachweisen lassen. Im selben Atemzug wird ominöses Urwissen beschworen und pseudowissenschaftliches Vokabular gebraucht. Insbesondere die Quantentheorie muss für allerhand Humbug herhalten. Die Verwandtschaft von Esoterik und Spiritualität führt dazu, dass Alternativmedizin oftmals als »Glaubensmedizin« bezeichnet wird. Noch treffender wäre allerdings die »Aberglaubensmedizin«. Die ursprüngliche Bedeutung von Esoterik, abgeleitet vom griechischen Wort »esôtericós«, ist »zum inneren Kreis gehörend«. Im 21. Jahrhundert allerdings kann man wohl sagen, dass die Esoterik im Mainstream angekommen ist.

Die Beliebtheit von Homöopathie und Co. hängt auch mit deren positiven Attributen zusammen. »Natürlich«, »ganzheitlich«, »traditionell« haben eine beruhigende, vertrauensfördernde Wirkung. Auch der Begriff Alternativmedizin suggeriert, dass es eine *andere*, menschlichere Medizin gäbe, die sich von der als »unpersönlich« und »technokratisch« beleumdeten »Apparatemedizin« abgrenzt. Aus diesem Grund verwende ich den Begriff Alternativmedizin in diesem Buch eher spärlich. Nämlich dann, wenn es im Zusammenhang passender scheint oder sich alternative bzw. komplementäre Therapien in Studien als wirksam erwiesen haben, z. B. Entspannungsverfahren oder die Einnahme von Johanniskrautpräparaten.

Der Begriff Schulmedizin hingegen wird gemeinhin abwertend im Sinne von »starr«, »verschult« und »unflexibel« verwendet. Erfahrungsgemäß nicht immer zu unrecht. Historisch und naturwissenschaftlich gesehen stellt sich die Situation aber vollkommen anders dar. Während die meisten paramedizinischen Therapien auf dem Stand des 18. Jahrhundert sind, hat sich die sogenannte Schulmedizin seit Ende des 19. Jahrhunderts rasant fortentwickelt und dafür gesorgt, dass sich unsere Lebenserwartung immer weiter in die Höhe schraubt. Seit einigen Jahren hat sich der Begriff *evidenzbasierte Medizin* (EBM) etabliert für eine Medizin, die auf empirisch nachgewiesener Wirksamkeit beruht. Darunter versteht man eine Medizin, die sich nicht allein auf Erfahrungen, Anekdoten und Gepflogenheiten stützt, sondern rein auf Forschungsergebnisse. Diese werden mit möglichst objektiven wissenschaftlichen Methoden erstellt. Bei Studien gibt es eine Reihe hoher Ansprüche, wie z. B. die »Doppelverblindung«, um Einflussnahmen oder eine Verfälschung durch eine Erwartungshaltung so gering wie möglich zu halten. Ferner sind die Begriffe klassische bzw. konventionelle Medizin oder Universitätsmedizin gebräuchlich, wenn empirisch nachweisbare Medizin gemeint ist, die sich nach wissenschaftlichen Kriterien richtet. Die evidenzbasierte Medizin will rationale Antworten auf die Frage finden, welche Behandlung bei welcher Erkrankung am nützlichsten ist.

Der Begriff *Paramedizin* beschreibt präziser, womit man es bei der Alternativmedizin tatsächlich zu tun hat. Der Biologe und Wissenschaftsphilosoph Martin Mahner definiert Parawissenschaft wie folgt: »Eine Parawissenschaft ist ein außerhalb der Wissenschaften – aber nicht unbedingt außerhalb des universitären Wissenschaftsbetriebes – angesiedelter Erkenntnisbereich, dessen Theorie und Praxis weitgehend auf illusionärem Denken beruht.« Und weiter: »Paramedizin ist daher ein Paradebeispiel für illusionäres Denken – ein illusionäres Denken, das zudem mit illusionärer Praxis einhergeht.«[2]

Ich streite nicht ab, dass paramedizinische Verfahren heilsame Effekte auslösen können. Nur muss man benennen, worauf diese Wirkungen wissenschaftlichen Erkenntnissen zufolge beruhen. So viel vorweg: jedenfalls nicht auf kosmischen Schwingungen. Ohne illusionären Überbau kommt die Paramedizin aber nicht aus. Dass eine Heilpraktikerschule oftmals mehr mit einer Zauberschule als mit einer medizinischen Fakultät zu tun hat, habe ich am eigenen Leib (im wahrsten Sinne des Wortes) erfahren.

Ich verstehe den verzweifelten Wunsch nach Heilung nur zu gut. Daher verstehe ich auch, was Menschen dazu verleitet, an irrationale Versprechen zu glauben. Die Popularität von paramedizinischen Angeboten lässt sich längst nicht mehr nur rein heilungsbezogen erklären, sondern vor allem psychologisch-soziologisch. Da ist zunächst die simple und verlockende Äußerung von Paramedizinern, wonach man nun mal nicht alles erklären könne. Auch Heilpraktiker sagen, dass sie nicht genau wissen, warum ihre Therapien funktionieren, sie wissen nur, dass sie funktionieren. Das ist ein Totschlagargument, das jede Diskussion überflüssig machen soll. Letztlich lässt es mysteriöse Gründe für die heilenden Effekte zu. »Playing the Mystery Card« nennt der Philosoph Steven Law diesen Rückzug ins Geheimnisvolle.[3] Dabei weiß man schon lange ziemlich genau, warum und wie Hokuspokus zu wirken scheint.

Gerade in Krisenzeiten, und Krankheiten gehören dazu, sind Menschen sehr empfänglich für einfache Wahrheiten auf komplexe Fragestellungen. Für die Frage »Warum bin ich krank?« haben

Heilpraktiker oftmals sehr einleuchtende Erklärungen. Sie treffen mitunter einen Kern, nämlich das schlechte Gewissen, dass man nicht genug auf sich achtgegeben, sein »inneres Kind« vernachlässigt habe und gegen die natürlichen Rhythmen leben würde. Und wer befürchtet insgeheim nicht, dass er oder sie unter Lebensmittelunverträglichkeiten leide, auf Elektrosmog reagiere und sowieso bislang unentdeckte Erkrankungen in sich trage? Heilpraktiker haben leichtes Spiel. Wir leben in einem neuen *nervösen Zeitalter.* Und so wie auf der Schwelle zum 20. Jahrhundert die Nerven der Zeitgenossen zum Zerreißen gespannt waren, sind es unsere auch. Der Körper reagiert über, der Geist verlangt nach Askese. Ein idealer Nährboden für esoterische Verheißungen, wie sie auch die Paramedizin bietet. Diese Beobachtung deckt sich mit Untersuchungen, wonach alternative Heilverfahren gar nicht unbedingt aus Enttäuschung über die klassische Medizin beansprucht werden, sondern weil sie stimmiger mit den eigenen Werten und weltanschaulichen Überzeugungen sind.[4]

Die Esoterisierung der Gesellschaft und Spiritualisierung der Medizin gehen Hand in Hand und stellen eine große Herausforderung dar. Beide sind längst keine Randphänomene mehr. Das dichte Netz an Heilpraktikern sorgt für eine stetige Verbreitung von weltanschaulichem Gedankengut. Circa 35 000 Heilpraktiker soll es in Deutschland laut Statistischem Bundesamt geben, andere Quellen gehen von deutlich mehr aus, da in einigen Bundesländern die Zahl der Heilpraktiker nicht erfasst wird. Das sind Zehntausende von Heilbehandlern, die ohne fundierte medizinische Ausbildung beängstigend viele Befugnisse haben, die in vielerlei Hinsicht an die von Ärzten heranreichen. Das Internet tut sein Übriges. Es gibt unzählige Foren, Plattformen und Facebook-Gruppen zu paramedizinischen, esoterischen und verschwörungstheoretischen Themen.

Wenn man auf wissenschaftlich fundierten Wirksamkeitsnachweisen besteht, muss auch die Frage erlaubt sein, ob es darum überhaupt geht. Hat Heilung nicht auch mit magischem Denken zu tun? Kann Humbug am Ende heilsam sein? Und wenn ja, warum? Auch diesen Fragen wird hier nachgegangen. Hauptkritikpunkt ist aber die Ausbildungssituation von Heilpraktikern. Manche Kritiker fordern daher gar eine Abschaffung des Heilpraktikergewerbes. Das wäre aber nicht nur rechtlich problematisch. Gerade für Patienten, denen Zuspruch wichtiger ist als Empirie, entstünde ein großes Betreuungsvakuum. Dennoch, so überzeugend der Fürsorgegedanke ist, so unhaltbar sind die Voraussetzungen für den Erwerb einer Heilerlaubnis ohne Approbation. Dieser sonderbare Umstand ist durch das Heilpraktikergesetz von 1939 und durch höchstrichterliche Sprüche in den Fünfzigerjahren legitimiert. Es ist aber fraglich, ob es in der Politik ein Bewusstsein dafür gibt, dass Heilpraktiker mitnichten nur harmlose Seelenstreichler sind. Was indes sehr klar ist, ist die äußerst erfolgreiche Lobbyarbeit insbesondere der homöopathischen Industrie. Und auch so manch bekannter Politiker bekennt sich freimütig zur Paramedizin. Dazu später mehr.

Auch wenn die wenigsten Heilpraktiker als zwielichtige Gurus auftreten, so praktizieren doch alle Heilpraktiker auf einem völlig unregulierten Markt. Leidtragende sind Patienten, die nicht das Glück haben, auf wundersame Weise zu genesen. Oftmals haben sie viel Zeit und Geld verloren und im schlimmsten Falle sogar ihr Leben.

Am Schluss werden Vorschläge gemacht, wie ein zeitgemäßer Heilbehandlerberuf aussehen könnte, der auch wissenschaftlichen Erkenntnissen genügt. Es ist ja ohnehin irrwitzig, dass Therapeuten, die sich auf die Heilkraft der Natur berufen, die Wissenschaft von der Natur häufig missachten. Würde man der Magie den Garaus bereiten, dann wäre der heilpraktische Gemischtwarenladen nicht mehr so bunt, dafür aber übersichtlicher. Es gibt eine Reihe an Therapien, die sich noch immer mit den Labels »naturheilkundlich«, »alternativ« oder »komplementär« verkaufen ließen, ohne esoterisches Brimborium.

Dieses Buch beruht auf Erfahrungen und Fakten. Was Letztere betrifft, konnte ich selbstverständlich nur den augenblicklichen Stand der Wissenschaft berücksichtigen. Und: Auch in der Naturwissenschaft gibt es Außenseiterpositionen. Ich bevorzugte jedoch plausible statt skurriler Erklärungen. Wenn sich in Zukunft herausstellen sollte, dass die Gesetze der Physik neu geschrieben werden müssen, dann bin ich bereit, das zu akzeptieren. Spätestens dann, wenn es Nobelpreise für den Nachweis von Paraphänomenen hagelt.

Es geht mir mit diesem Buch nicht um eine pauschale Ablehnung der Alternativmedizin. Mir ist außerdem bewusst, dass es ärztliche Fehldiagnosen, Behandlungsfehler und Medizinskandale gibt und dass die Pharmabranche über mächtige Lobbyisten verfügt. Das macht aber die Paramedizin trotzdem nicht wirksamer und glaubwürdiger.

Es geht mir um eine Sensibilisierung für die Methoden, Weltbilder und die möglichen Gefahren der Paramedizin. Für viele Patientinnen und Patienten sind Heilpraktiker oft die letzte Hoffnung. Gerade diese Patienten sollten aber wissen, worauf sie sich einlassen. Krank zu sein heißt schließlich nicht, seinen Verstand an der Praxistür abgeben zu müssen.

1. »Korrekte energetische Polarität«

Wie ich begann, an Humbug zu glauben

Im Alter von 27 Jahren »verlernte« ich plötzlich das Atmen. Immer öfter bekam ich schwer Luft, hatte das Gefühl, weder richtig aus- noch einatmen zu können. Es fühlte sich an, als lastete ein zentnerschweres Gewicht auf meinem Brustkorb und als würde von innen ein Schraubstock angezogen, der die Entfaltung der Rippen einschränkte. Zur Atemnot kamen Herzschmerzen sowie Schluckbeschwerden dazu. Ich litt Höllenqualen, bekam Panikattacken und war außerstande meinen Alltag zu organisieren. Ich pilgerte von einem Arzt zum anderen. Sämtliche Befunde waren unauffällig, die Untersuchungen bescheinigten mir einwandfreie Vitalfunktionen. Jedes Mal war ich kurzfristig beruhigt, um wenig später erneut angstvoll meinen Symptomen ausgeliefert zu sein. Psychosomatische Ursachen wurden von Ärzten zwar erwogen, die therapeutischen Vorschläge gingen aber lange Zeit über Stressreduktion nicht hinaus. Ich fühlte mich so gut wie nie ernstgenommen.

Nach meinen ernüchternden Erfahrungen in zahlreichen Arztpraxen stieß ich – wie sollte es anders sein – auf die Alternativmedizin. Es ist heute leichter denn je, den Versuchungen der Alternativmedizin zu erliegen. Sie sind meist nur einen Mausklick entfernt.

Cyberchondrie

Fast jeder kennt es: Man googelt ein Symptom und sieht sich plötzlich mit lauter fürchterlichen Krankheitsbildern konfrontiert. Von Aneurysma bis Zwerchfellbruch gibt es nichts, auf das man nicht bei der Internetrecherche stoßen würde. Dabei hatte man doch eigentlich gegoogelt, um die Gewissheit zu erlangen, dass man weder an einem Tumor noch einem drohenden Herzinfarkt, Multipler Sklerose oder einer der seltenen Erkrankungen leidet, die eigentlich nur von *Dr. House* diagnostiziert werden können. (Hypochondern muss man von dieser Serie ernsthaft abraten!) Das Symptom-Googeln gleicht einem Abwehrzauber. Irgendwann findet sich schon eine beruhigende Erklärung für den Dauerkopfschmerz, das Herzstolpern oder Augenzucken. Aber auf dem Weg zur Entlastungsdiagnose stößt man auf so viel Angsteinflößendes, dass sich der Trosteffekt nicht recht einstellen will. Man ahnt, dass es schlimme Krankheiten gibt, die harmlos anfangen und böse enden. Musste sich der Hypochonder von einst noch mit Halbwissen, Mythen und Gerüchten begnügen, kann sich der *Cyberchonder* von heute durchaus als überinformierter Medizinexperte seiner Symptome fühlen. Denn viele der Medizinseiten im Internet erwecken zumindest den Anschein von Seriosität. Eine repräsentative Studie aus dem Jahr 2012 ergab, dass sich 63,5 Prozent der deutschen Internetnutzer bei Gesundheitsfragen auf Netzangebote verlassen.[5] Der Begriff *Cyberchondrie* wurde vom US-Psychiater Brian Fallon geprägt und bezeichnet eine sich verstärkende Krankheitsangst durch das Internet.[6]

Das Googeln nach Symptomen, Diagnosen und Therapien kann zur Manie werden. Ob leichtes Unwohlsein oder starke Schmerzen, wer ohnehin um seine Gesundheit überbesorgt ist, ist mit den Fingern schnell an der Tastatur, scannt Seite um Seite nach Erklärungen und sitzt schließlich häufiger in Arztpraxen. Das führt dazu, dass Ärzte von naseweisen Patienten generervt sind, die mit zusammengegoogelten Diagnosen die Allmacht der Halbgötter in Weiß beschneiden. Andererseits liegen in der leichten Verfügbarkeit von Gesundheitsinformationen auch Chancen. Patienten werden in die Lage versetzt, Körperfunktionen und Laborwerte besser zu verstehen und somit auch, was der Arzt zu ihnen sagt. Ärzte sollten also gelassener damit umgehen, dass Patienten dank des Internets mündiger werden. Medizin ist schließlich keine Geheimwissenschaft.

Das Problem ist jedoch, dass es gerade für medizinische Laien oft schwierig ist, seriöse von unseriösen Seiten zu unterscheiden. Und dass zwischen Aufklärung und Panikmache oft nur ein schmaler Grat liegt. Wenn Ärzte in der ohnehin knapp bemessenen Behandlungszeit erst Vorlesungen über Biochemie halten müssen, um zu erklären, dass Fluorid in der Zahnpasta nicht toxisch wirkt, wird es kompliziert. Leider wimmelt es im Internet von Gesundheitsportalen, die mehr mit Verschwörungstheorien gemein haben als mit seriöser medizinischer Diagnostik. Viele dieser Portale geben sich wissenschaftlich. Sie sind nüchtern gestaltet, erwecken den Eindruck von Seriosität, zitieren Studien, benutzen medizinische Ausdrücke, um dann doch pseudowissenschaftlichen Unsinn zu verbreiten. Und so mischen sich medizinisch haltbare Verdachtsdiagnosen mit Fehlinformationen, Panikmache und esoterischer Irreleitung.

Ich selbst war damals hin- und hergerissen zwischen Medizin und Humbug. Auf der einen Seite waren alle möglichen Erkrankungen medizinisch ausgeschlossen worden, andererseits wimmelte es im Internet vor möglichen Krankheitsursachen und Diagnosen, die ich bislang aus keinem Arztmund gehört hatte. »Wahrscheinlich sind Aluminium, Weizen und Impfungen schuld an Ihren Beschwerden« – ein Satz, den vermutlich kein seriöser Mediziner ohne handfeste Gründe sagen würde. Aber im Internet fanden sich zahllose Seiten, die vor diesen und anderen Stoffen warnten mit drastischen Folgen für die

Gesundheit. Ist man ohnehin physisch und psychisch angeschlagen, so wirken derartige Informationen wie Panik-Booster. Meine Angst wurde getriggert, aber noch etwas anderes: meine Neugierde.

Der Einstieg

Wenn man unter unklaren Beschwerden leidet, dann fallen in der Alternativmedizin sehr oft die Begriffe »innere Blockade« oder »gestörter Energiefluss«. Bald stieß ich diesbezüglich im Internet auf die *Emotional Freedom Technique*, kurz EFT. Auch wenn EFT hierzulande nicht allzu verbreitet ist, so ist sie doch ein Paradebeispiel für paramedizinische Behandlungen.

Die EFT verspricht, mittels Beklopfen bestimmter sogenannter Meridianpunkte, Ängste, Phobien und selbst schwere Erkrankungen wie Schizophrenie oder Krebs heilen zu können. Sogar reich könne man durch diese Praktik werden, denn wenn die Energien erst wieder »frei und ungehindert« fließen, sei alles möglich. Ein Freund vermittelte mich damals an einen Heilpraktiker, der EFT im Angebot hatte. Der Heilpraktiker empfing mich herzlich und gut gelaunt in einem Loft in Berlin-Mitte. Er hörte sich aufmerksam meine Leidensgeschichte an und schlug sich dann begeistert auf die Oberschenkel: »Wunderbar, dafür ist EFT hervorragend geeignet. Mit EFT wirst du bald beschwerdefrei sein.« Er erklärte, dass eine Störung im Energiesystem meines Körpers vorliege. Eigentlich seien meine Symptome völlig egal, ob ich nun unter Atembeschwerden, Ohrjucken oder Depressionen litte, sei nicht entscheidend: Mittels EFT würde eine »korrekte energetische Polarität« wiederhergestellt, die den gesamten Organismus erfasse und daher von allen Leiden gleichzeitig befreien könne.

Der Heilpraktiker machte nun das Procedere vor, und ich sollte es ihm anschließend gleichtun. Er begann, in einer bestimmten Reihenfolge verschiedene Punkte im Gesicht, am Oberkörper und den Händen zu beklopfen. Zum Abschluss pochte er unablässig mit seinen Fingern gegen die Handkante, atmete tief ein und aus, schaute geradeaus, schloss die Augen, öffnete sie wieder, blickte scharf nach rechts und links, ließ die Augen in beide Richtungen kreisen, summte dabei, zählte von sieben bis null, summte erneut und schloss mit den Worten: »So, nun sind auch die Gehirnhemisphären synchronisiert.«

Jetzt war ich an der Reihe. Bevor ich mit der Klopferei anfangen konnte, sollte ich mein Problem benennen und einen Belastungswert auf einer Skala von eins bis zehn festlegen. Mein Problem war, dass ich kaum Luft bekam, und das war eine volle Zehn. Nun ermunterte mich der Heilpraktiker, den Handkantenpunkt zu beklopfen und dreimal hintereinander das Problem auszusprechen sowie die Aufmunterungsformel, dass ich mich trotzdem »voll und ganz akzeptiere«. Ich vollzog das Multitasking aus Klopfen, Sprechen, Summen, Atmen, Augenrollen, kam mir aber ein bisschen blöd dabei vor. Als ich fertig war, blickte mich der Heilpraktiker erwartungsvoll an: »Und, wie geht es dir?« Ich war mir nicht sicher, aber immerhin hatte sich endlich jemand meines Leidens angenommen. Statt der verdrucksten Ratlosigkeit der Ärzte bekam ich hier eine Portion erfrischenden Optimismus mit auf den Weg.

Tatsächlich begann ich, nun täglich zu klopfen. Es wurde ein Ritual. Ich habe keine einzige Panikattacke damit in den Griff bekommen, aber ohne das Klopfen hatte ich überhaupt nichts. So hatte ich wenigstens eine Krücke. Bald klopfte ich vor jeder Herausforderung wie U-Bahn-Fahrten, Verabredungen, Vorstellungsgesprächen, selbst vor Spaziergängen. Denn damals waren für mich sogar die banalsten Alltagsabläufe eine Herausforderung. Es dauerte nicht lange, und es zeigten sich die Schattenseiten des ritualisierten Klopfens. Wenn ich aus Zeitgründen oder Vergesslichkeit nicht zum Klopfen kam, schnellte mein Paniklevel sofort nach oben. Ich glaubte, ohne das gleichsam präventive Klopfen wäre ich den Attacken umso hilfloser ausgeliefert. Heute würde ich behaupten, ich habe mir meine Symptome erst so richtig eingeklopft. Doch ich war erst am Beginn meiner heilpraktischen »Karriere«.

Die Chronifizierung würde noch voranschreiten durch paramedizinische Fehldiagnosen, durch falsch gesetzte Hoffnungen und durch die verzögerte Aufnahme einer Psychotherapie. EFT wirkt sicher mitunter beruhigend, aber heilend? Doch Beruhigung war für mich damals schon viel wert. Vielleicht war das der Grund, dass ich das Klopfen nicht bleiben ließ, sondern weitermachte. Hoffnung kann ein sehr starker Antrieb sein. Und alles, worin ich noch Hoffnungen setzte, war die Alternativmedizin, die ich erst später als Paramedizin auffassen sollte. Damals hörte ich Begriffe wie »Meridianverläufe«, »Hemisphärensynchronisation« und »Energieblockaden« und nahm sie hin. Mir war es gleichgültig, ob es wissenschaftliche Termini waren, denn sie beschrieben etwas, das mich das Unerklärliche, nämlich meine Symptome, verstehen ließ.

Ich recherchierte und stieß auf einen vermeintlichen Schatz aus vermeintlich medizinischem Wissen, der so gar nichts mit der drögen Allgemein- und Facharztdiagnostik zu tun hatte. Die vorgeblich alternativen Therapien gingen weit über das hinaus, was die Ärzte in ihrer Betriebsblindheit angeraten hatten. Während diese vermutlich innerlich die Augen verdreht hatten angesichts meiner Beschwerden, war der Heilpraktiker neugierig darauf, mich behandeln zu dürfen. Die esoterischen Erklärungen nahm ich also hin wie einen Spleen. Ich glaubte sogar, dass ein bisschen Humbug nicht schaden könne und geradezu eine Entlastung von der Nüchternheit der Ärzte war. Vielleicht war es die Mischung aus Medizin und Hokuspokus, die mich faszinierte und schließlich zu einer Heilpraktikerausbildung führte.

2. »Eine Gefahr für die Volksgesundheit?«

Wie man in Deutschland Heilpraktiker wird

In meinem Regal reihen sich noch immer die Ordner mit den Aufschriften Nervensystem, Auge, HNO, Erste Hilfe, Labordiagnostik, Degenerative Erkrankungen, Onkologie, Allergische Erkrankungen, Psychologie, Rheumatischer Formenkreis, Mikrobiologie, Infektionslehre, Infektionskrankheiten, Haut, Geschlechtsorgane, Blut, Herz-Kreislauf-Gefäße, Anamnese, Propädeutik, Biologie, Chemie, Biochemie, Physik und Embryologie, dazu weitere medizinische Skripte und Lehrbriefe sowie jede Menge medizinischer Bücher und Fachliteratur. Ein Einbrecher könnte meinen, ich studiere Medizin. Tatsächlich hat ein Heilpraktikeranwärter ein beachtliches Lernpensum zu absolvieren. Wohlgemerkt, in Universitätsmedizin, d. h. in Medizin, die nach wissenschaftlichen Grundsätzen gelehrt wird. Die Alternativmedizin spielt zunächst eine marginale Rolle. Das hat folgenden Grund: Alles, was man braucht, um in Deutschland als Heilpraktiker arbeiten zu dürfen, ist eine Heilerlaubnis. Diese wird vom Gesundheitsamt erteilt, nachdem man die sogenannte »Heilpraktikerprüfung« erfolgreich absolviert hat. Die Überprüfung besteht aus einem schriftlichen Multiple-Choice-Test und einer mündlichen Befragung. Die Überprüfung legt deswegen Wert auf medizinische Kenntnisse, weil geprüft werden soll, ob der künftige Heilbehandler eine »Gefahr für die Volksgesundheit« darstellt oder nicht. Im Klartext heißt das, wenn sich ein Heiler verpendelt oder die falschen Globuli gibt, besteht keine Gefahr. Wenn ein Patient jedoch mit blutigem Husten in die Praxis kommt, sollte der Heilpraktiker die Lage als potenziell lebensbedrohlich einschätzen können – und nicht die Hand auflegen, sondern zum Arzt überstellen. Es ist den Gesundheitsämtern egal, welchen Humbug der künftige Heilpraktiker treibt, solange er in der Lage ist, bösartige, hochinfektiöse oder lebensbedrohliche Zustände zu erkennen.

Die Heilpraktikerprüfung ist ausdrücklich keine »Prüfung im Sinne einer Leistungskontrolle zur Feststellung einer bestimmten Qualifikation«. So steht es in der Durchführungsverordnung zum sogenannten »Heilpraktikergesetz«[7]. Dieses Gesetz hat eine sehr wunderliche Historie. Es stammt aus dem Jahr 1939 und sollte zunächst den Beruf des Heilpraktikers legalisieren, entpuppte sich aber als Verbotsgesetz, mit dem langfristig die Laienheilkunde abgeschafft werden sollte, um letztlich – im Nachkriegsdeutschland – dafür zu sorgen, dass es heute überhaupt noch Heilpraktiker gibt. Wenn man dieses Durcheinander verstehen will, muss man sich in die Abgründe der deutschen Geschichte begeben.

Heilpraktiker unterm Hakenkreuz

Zwar gibt es in allen Kulturen Heiler, aber der Heilpraktikerberuf ist ein rein deutsches Phänomen – und ein Erbe des Nationalsozialismus. Das kann und sollte man Heilpraktikern natürlich nicht persönlich anlasten. Aber die einzige Legitimation, die der Beruf heute hat, ist das Heilpraktikergesetz vom 17. Februar 1939. Noch heute beginnt das Gesetz mit den Worten: »Die Reichsregierung hat das folgende Gesetz beschlossen, das hiermit verkündet wird.«[8] Und verkündet werden acht dünne Paragrafen, die bis zum heutigen Tag die Ausübung eines Berufes legalisieren, der einen der empfindlichsten Bereiche des Menschseins betrifft: die Gesundheit. Wie kam es zu diesem Gesetz, ausgerechnet zu dieser Zeit? Und vor allem: Was sollte das Gesetz bezwecken?

Seit 1869 galt in den Mitgliedsstaaten des Norddeutschen Bundes die Kurierfreiheit. Dieses Recht ermöglichte jedermann, medizinische Behandlungen auch ohne entsprechende Ausbildung durchzuführen. Mit der Gründung des Deutschen Reiches 1871 wurden auch in den hinzugekommenen Gebieten die bis dahin bestehenden Kurierverbote aufgehoben. In den folgenden Jahren und Jahrzehnten wuchs die Zahl der Laienheilkundigen, wie Heiler ohne Approbation genannt wurden, stetig an. Damals ergab sich eine Schieflage, die bis heute existiert: Laien waren genauso berechtigt, ohne langwierige Ausbildung Kranke zu behandeln, wie Ärzte, die eine weitaus umfangreichere medizinische und naturwissenschaftliche Ausbildung genossen hatten. Das führte damals zu Widerständen seitens der Mediziner gegen die Kurierfreiheit. Als Gegenwehr formierten sich die Laienheilkundigen zu Berufsverbänden, gründeten Heilpraktikerschulen und nahmen Überprüfungen ab, die damals wie heute keinerlei rechtliche Verbindlichkeit hatten. Die Grabenkämpfe zwischen Paramedizin und Schulmedizin sind also kein neues Phänomen. Im Nationalsozialismus jedoch geschah etwas bis dahin Unübliches: Die Naturheilkunde sollte der Schulmedizin nahezu gleichgestellt werden.

Der Naturarzt Karl-Christoph Strünckmann hatte Ende der Zwanzigerjahre die Vision, »dass das deutsche Volk berufen ist, nach und nach eine ganz neue, rein deutsche Heilkunst zu entwickeln. Diese deutsche Heilkunst der Zukunft wird dann Tatsache geworden sein, wenn das Heilwissen der Heilpraktiker und das Heilwissen der Schulmediziner eine neue Synthese eingegangen sind«.[9] Damit rannte er bei führenden Nationalsozialisten offene Türen ein, die ohnehin ein Faible für Esoterik und Okkultismus hatten. Rudolf Heß, der Stellvertreter Adolf Hitlers, war Förderer von Heilpraktikerei und Waldorfpädagogik. Der Reichsführer SS, Heinrich Himmler, sah sich, ähnlich wie Rudolf Steiner, als Erleuchteter und war u. a. Verfechter der anthroposophischen Ernährungsweise. Julius Streicher, Gauleiter und Herausgeber des *Stürmers,* war Anhänger der Homöopathie und überzeugter Impfgegner. Die naturheilkundlichen Leitbegriffe wie »Natur« und »Ganzheit«, dazu die Zivilisationskritik der Reformbewegungen, gepaart mit Wissenschaftsfeindlichkeit, passten zur nationalsozialistischen Weltanschauung. Die Schulmedizin wurde als »jüdisch-marxistisch« diffamiert – wobei verschwiegen wurde, dass es auch viele jüdische naturheilkundliche Ärzte gab.

Im Oktober 1933 veröffentlichte Reichsärzteführer Gerhard Wagner im *Deutschen Ärzteblatt* einen Aufruf »An alle Ärzte Deutschlands, die sich mit biologischen Heilverfahren befassen«, in dem er die vermeintliche Überlegenheit der Naturheilkunde beschwor. Bislang noch würden die Laienbehandler als »Kurpfuscher« und die Naturärzte als »Außenseiter« bezeichnet. Doch das sollte sich ändern. Dazu gründete Wagner 1935 die »Arbeitsgemeinschaft für eine Neue Deutsche Heilkunst« mit dem Ziel, »Schulter an Schulter mit den Heilpraktikern und Laienverbänden endlich eine einheitliche Richtung in die biologische Medizin hereinzubringen«. Wagner verbat sich jegliche Kritik an seinem Vorgehen, und diese verstummte alsbald unter der NS-Gleichschaltung. Auch die zahlreichen Laienverbände wurden 1935 zu einer »Reichsarbeitsgemeinschaft der Verbände für naturgemäße Lebens- und Heilweisen« zwangsvereinigt. Die obersten Vertreter der Laienheiler sahen diesen Schritt dennoch als Aufwertung ihres Standes und versprachen, »alle verfügbaren Kräfte in den Dienst des nationalen Aufbaues unseres Volkes (…) zu stellen«. Gemeinsames Ziel war die Schaffung eines »gesunden Volkskörpers«. Der Arzt als oberster »Gesundheitsführer« und der Heilpraktiker als »politischer Soldat der Gesundheitsführung« – das war die gesundheitspolitische Vision der Nationalsozialisten.

Das Projekt hatte neben der ideologischen auch eine schnöde ökonomische Komponente: Die Luft-Licht-Wasser-Anwendungen sollten auf kostengünstige Weise widerstandsfähige, für einen möglichen Krieg gestählte Deutsche hervorbringen. Bagatellerkrankungen sollten künftig nur noch mit natürlichen und somit preiswerten Mitteln behandelt werden, um keine unnötigen ärztlichen und finanziellen Ressourcen zu verschwenden. Diese würden für den kommenden Krieg gebraucht.

Ende der Dreißigerjahre kam es dennoch zu raschen Auflösungserscheinungen dieser vormals noch so euphorisch begrüßten »Synthese«. 1937 wurde die »Reichsarbeitsgemeinschaft für eine Neue Deutsche Heilkunde« wieder abgeschafft. Vermutlich gewannen die wissenschaftlich orientierten Mediziner sowie die Kassenärzte die Oberhand, dazu gab es innerparteiliche Machtkämpfe. Ganz sicher spielte der zweite »Vierjahresplan« vom Spätsommer 1936 eine Rolle. Jegliche Anstrengung galt nun den Kriegsvorbereitungen, dazu zählte auch der Fokus auf eine kriegsgerechte Medizin.

Der Donner-Report

Aber noch etwas Wesentliches mag eine Rolle beim Scheitern der »Synthese« gespielt haben: die ernüchternden Studienergebnisse. Die Nationalsozialisten steckten viel Geld und Kapazitäten in die Erforschung und Überprüfung naturheilkundlicher Verfahren. Insbesondere die Homöopathie galt als preisgünstige Alternative und sollte daher »in denkbar größtem Stile« auf ihren Nutzen hin überprüft werden. Immerhin drei Jahre, von 1936 bis 1939, lief eine Studie des Reichsgesundheitsamtes, für die mehrere Hundert Millionen Reichsmark bereitgestellt wurden. Das Ganze wurde zu einem »totalen Fiasko« für die Homöopathie. So drückte es 30 Jahre später Fritz Donner aus, der damals Leiter der homöopathischen Abteilung des Rudolf-Virchow-Krankenhauses in Berlin war und die Studie mitbegleitete. Donner, der viele Jahrzehnte als homöopathischer Arzt wirkte, war an einer naturwissenschaftlich-kritischen Überprüfung der Homöopathie gelegen. Während der NS-Zeit wurden die Ergebnisse der Studie unter Verschluss gehalten. 1966 verfasste Fritz Donner für das Bundesgesundheitsamt einen Bericht über die damaligen Studien, aber erst 1995 wurde der sogenannte »Donner-Report« der Öffentlichkeit zugänglich gemacht. Er legt dar, was sämtliche seriösen Studien seit Jahrzehnten belegen: dass homöopathische Mittel höchstens eine Scheinwirkung haben und niemals eine notwendige Medikation ersetzen können. Bemerkenswert in diesem Zusammenhang war, dass die Studien damals erstmalig mit einer Placebogruppe durchgeführt wurden. »Bei den Versuchen kam nichts Positives heraus, außer der Tatsache, dass nun endgültig feststand, dass die Ansichten [der Homöopathen] auf Wunschdenken beruhten« [10], so Donners Resümee.

Als »vollkommen negativ« beurteilte Donner die sogenannten *Arzneimittelprüfungen*. Homöopathische Arzneimittelprüfungen haben nichts gemeinsam mit arzneimittelrechtlichen Medikamentenstudien. Damals wie heute funktionieren die homöopathischen Arzneimittelprüfungen nach dem gleichen Schema: Gesunde Menschen nehmen bestimmte Wirkstoffe ein und notieren die beobachteten Symptome. Diese werden in sogenannten *Arzneimittelbildern* gesammelt und dienen später dem Homöopathen als Basis für die Bestimmung des Homöopathikums. Da es keine Vergleichsgruppe gibt, ist dieses Verfahren willkürlich und wurde bereits im 19. Jahrhundert als »höchst unwissenschaftlich« kritisiert. Auch die Wissenschaftler der Studie des Reichsgesundheitsamtes kamen zu keinem anderen Ergebnis: Ob Globuli oder Placebo, alle Probanden entwickelten verschiedenste Symptome, die keinerlei einheitliches Bild ergaben.

Weitaus fataler fielen die klinischen Prüfungen zu den homöopathischen Mitteln aus. Homöopathen behaupteten damals, die Gonorrhö, umgangssprachlich Tripper, erfolgreich mit Globuli behandeln zu können. Tatsächlich aber ließen sich bei allen Studienteilnehmern nach der homöopathischen Therapie die Erreger weiterhin in der Harnröhre nachweisen. Die Behandlung von Lungenentzündungen mittels homöopathischer Mittel indessen geriet zur Katastrophe: Mehr als die Hälfte der Studienteilnehmer verstarb.

Die ärztlichen Vertreter der Homöopathie reagierten nervös und mussten zähneknirschend folgendes Fazit der Studie ziehen: Die Homöopathie sei »gar keine pharmakotherapeutische Methode«, sondern eher eine »gewisse Form der Psychotherapie«. Mit dem Ausbruch des Zweiten Weltkrieges geriet diese bahnbrechende Einsicht in Vergessenheit. Ein Relikt aus der Nazizeit hat jedoch dafür gesorgt, dass Homöopathie und alternative Medizin in Deutschland nach dem Krieg bis zum heutigen Tag eine schier unglaubliche Karriere hingelegt haben: das bereits erwähnte Heilpraktikergesetz.

Das Heilpraktikergesetz

Kurz vor Kriegsbeginn 1939 stand die Schulmedizin wieder hoch im Kurs. Es blieb bei der vorsichtigen Annäherung von Naturheilkunde und Schulmedizin, eine Verschmelzung zur »Neuen Deutschen Heilkunde« fand nicht statt. Dem »Heilpraktikergesetz« vom Februar 1939 kommt dabei eine zwielichtige Rolle zu. Auf der einen Seite wurden die praktizierenden Heiler durch das Heilpraktikergesetz mit einem Schlag legalisiert. Die vormals im rechtsfreien Raum agierenden Laienheiler konnten sich nun auf ein Gesetz berufen, das zu ihrer Legitimität beitrug. Auf der anderen Seite fungierte das Heilpraktikergesetz als Verbotsgesetz, das langfristig die Laienheilkunde abschaffen sollte. »Wer die Heilkunde, ohne als Arzt bestallt zu sein, ausüben will, bedarf dazu der Erlaubnis«, heißt es in dem Gesetz. Die Laienheilkundler mussten sich registrieren und von Amtsärzten überprüfen lassen, »ob sie eine Gefahr für die Volksgesundheit« darstellen. Allerdings endete die Registrierungsfrist bereits am 1. April 1939, nur sechs Wochen nach der Gesetzesverkündung. Wer bis dahin nicht erfasst wurde, erhielt Berufsverbot. Auch sämtliche Heilpraktikerschulen wurden per Gesetz verboten.

Die Ironie der Geschichte: Die neu gegründete Bundesrepublik Deutschland, die allerlei Gesetze aus der NS-Zeit übernahm, machte aus dem Heilpraktiker-Verbotsgesetz ein Zulassungsgesetz. Da im Grundgesetz der jungen Bundesrepublik das Recht auf freie Berufswahl verbürgt wurde, erklärte das Bundesverfassungsgericht die Einschränkungen durch die Registrierungspflicht für Heilpraktiker für verfassungswidrig. So kam es zu der absurden Situation, dass sich aus einem Nazi-Verbotsgesetz bis zum heutigen Tag ein Recht ergibt und somit ein Umstand herrscht, den man bereits Ende des 19. Jahrhunderts als bedenklich eingestuft hatte: die Ausübung der Heilkunde ohne entsprechende Ausbildung.

Im Heilpraktikergesetz ist damals wie heute keine Ausbildung vorgesehen. Folglich gibt es keine Ausbildungsordnung, die Inhalt und Ziele der Ausbildung regeln würde. Heilpraktikeranwärter benötigen keinen Eignungsnachweis oder ein absolviertes Praktikum, ja nicht einmal eine Ausbildung. Man kann theoretisch Heilpraktiker werden, ohne je einem Dozenten, geschweige denn einem Patienten persönlich begegnet zu sein.

Es gibt ferner keine formelle Rechtsverordnung oder ein Standesrecht. Es existiert zwar eine Berufsordnung, die eng an die der Ärzte angelehnt ist. Rechtlich bindend ist sie aber nicht. Die Berufsordnung für Heilpraktiker (BOH) wurde 1992 von den sechs großen Heilpraktikerverbänden beschlossen, wohl um das Berufsbild nach ethischen Grundsätzen zu formulieren. So wie die Ärzte haben sich auch die Heilpraktiker ihre Berufsordnung selbst gegeben. Allerdings fehlt bei den Heilpraktikern die Kontrollinstanz, nämlich eine Berufsaufsicht in Form einer Kammer. Bei Ärzten können sich Patienten sicher sein, dass sie einer Berufsaufsicht unterstehen, zumal Ärzte Pflichtmitglied in der Ärztekammer ihres Bundeslandes sind. Von den Heilpraktikern nehmen die meisten Patienten ebenfalls an, dass es derartige Kontrollinstanzen gibt. Doch dem ist leider nicht so. Zwar kann ein Verband einen Heilpraktiker ausschließen, sollte er grob gegen die Berufsordnung verstoßen. Aber dann sucht sich der Heilpraktiker eben einen anderen Verband, für den die Berufsordnung nicht gilt. Für Außenstehende scheint es so, als sei die BOH eine rechtsgültige Berufsordnung. Nur die wenigsten einschlägigen Heilpraktiker-Internetseiten verweisen darauf, dass sie kein verbindliches Recht darstellt. Die BOH wurde lediglich als Satzungsrecht mit verbandsinternem Geltungswillen für die Mitglieder beschlossen. Wer kein Mitglied in einem der Verbände ist, für den gilt sie auch nicht. Eine Grauzone, wie so vieles, was das Heilpraktikerwesen betrifft. Heilpraktiker ist ein freier Beruf. Man könnte sagen, ein *zu* freier.

Natürlich können einzelne Heilpraktiker nichts dafür, dass sie auf nichts Seriöseres als das archaisch anmutende Heilpraktikergesetz verweisen können. Sie stellen es aber nur selten in Frage. Und das hat Gründe: Zu groß ist die Sorge unter Heilpraktikern, dass eine etwaige Reformierung bedeutende Einschnitte für ihre Berufsausübung mit sich bringen könnte.

3. Das kopflose Skelett

Die Heilpraktikerschule als Gruselkabinett

Die Schule befindet sich in einem modernen Zweckbau. Fünf Räume mit Stühlen, Bänken, Tafeln und Whiteboards. Alles wirkt nüchtern, weit und breit kein esoterisches Klimbim. Es herrscht eher eine Atmosphäre, in der man sich auch zur Steuerfachangestellten hätte ausbilden lassen können. Und tatsächlich beginnt die Ausbildung seriös. Die Dozentin für Anatomie, Physiologie und Pathologie legt beschriftete Klarsichtfolien auf den Overhead-Projektor und erklärt in den halbdunklen Raum hinein die komplexen Zusammenhänge des Körpers. Bestandteil einer Heilpraktikerausbildung ist durchaus eine medizinische Grundausbildung.

Die Crux: Vorrangiges Ziel einer Heilpraktikerausbildung ist nicht etwa die Vorbereitung auf den Heilpraktikerberuf, sondern lediglich die Vorbereitung auf die Heilpraktikerprüfung. Da Heilpraktiker kein anerkannter Ausbildungsberuf ist, gibt es keine staatliche Regulierung für die Ausbildung. Im Grunde kann jede Schule anbieten, was sie will. Es haben sich aber Standards herausgebildet, dazu gehört die Lehre vom menschlichen Körper. Man braucht jedoch nicht zwingend eine Heilpraktikerschule zu besuchen. Man könnte sich das Prüfungswissen auch im Selbst- oder Fernstudium aneignen.

Jeder, der mindestens 25 Jahre alt sowie geistig und körperlich geeignet ist und über mindestens den Hauptschulabschluss plus ein einwandfreies Führungszeugnis verfügt, kann sich zur Heilpraktikerprüfung anmelden.

Die Heilpraktikerprüfung besteht aus sechzig Multiple-Choice-Fragen sowie einer halb- bis einstündigen mündlichen Prüfung. Wenn man beides erfolgreich absolviert hat, erhält man die Erlaubnis zur »Ausübung der Heilkunde ohne Bestallung«. Wie man diese allerdings ausübt, welche Therapien man anbietet und ob man die entsprechenden Techniken überhaupt beherrscht, wird – wie bereits erwähnt – nirgends geprüft. Die Heilpraktikerprüfung ist eine rein theoretische Prüfung. Es gibt keinen praktischen Teil. Das ist fast so, als dürfe man Flugzeuge fliegen, nur weil man »Motorflug kompakt« auswendig gelernt hat. Ob ein Heilpraktikeranwärter je unter professioneller Anleitung eine Injektion gesetzt hat, interessiert niemanden von amtlicher Seite, obwohl Injektionen Heilpraktikern gestattet sind. In sporadischen Fällen kann ein Prüfling aufgefordert werden, während der mündlichen Prüfung Injektionstechniken vorzuführen, aber das ist bloß Zufall, da es kein geregeltes Prüfungscurriculum gibt. Wie erwähnt, ist das Demonstrieren praktischer Fertigkeiten kein Muss. Wobei es Abweichungen von Bundesland zu Bundesland geben kann. Nicht anders sieht es bei so etwas Elementarem wie der Ersten Hilfe aus. Man kann Heilpraktiker werden, ohne jemals eine Herzdruckmassage oder andere lebensrettende Maßnahmen gelernt und geübt zu haben. Doch es handelt sich immerhin um einen Heilberuf, und es ist schon vorgekommen, dass Patienten in Heilpraktikerpraxen kollabiert sind.

Man stelle sich mal vor, ein Arzt dürfe praktizieren, nachdem er einen Fragebogen ausgefüllt und ein kurzes Gespräch absolviert hat – ohne qualitätsgesicherte Ausbildung. Dagegen mag man einwenden, dass Ärzte weitaus mehr Befugnisse als Heilpraktiker haben. Das stimmt leider nur bedingt. Dafür, dass Ärzte circa zwölf Jahre für ihre Ausbildung benötigen und für Heilpraktiker nicht mal eine Ausbildung vorgesehen ist, dürfen Letztere beängstigend viel.

So ist ihnen gestattet, alles Mögliche mit Blut anzustellen, u. a. Aderlass, Eigenbluttherapie, Blutegeltherapie. Sie dürfen mit allerlei Gasen wie Sauerstoff, Kohlenstoffdioxid und Ozon hantieren und diese Gase in sämtliche Körperöffnungen einführen (»vaginale und anale Insufflation«) oder Blut damit anreichern. Sie dürfen Injektionen setzen. Leider müssen Heilpraktiker nirgendwo nachweisen, dass sie diese invasiven Techniken auch beherrschen. Mit Urteil vom 29.1.1991 hat der Bundesgerichtshof zwar entschieden: »Wendet ein Heilpraktiker bei Patienten invasive Diagnose- und Therapiemethoden an, unterliegt er denselben Sorgfaltspflichten wie ein Arzt für Allgemeinmedizin, der mit solchen Methoden behandelt. Er ist zur Fortbildung auf diesen Gebieten verpflichtet.«[11] Doch wer kontrolliert das schon? Heilpraktiker benötigen keinen »Spritzenschein«, wie ihn Pflegekräfte vorweisen müssen, um Injektionen setzen zu dürfen. Vermutlich wird kein Heilpraktiker invasive Maßnahmen durchführen, wenn er technisch unsicher ist. Das Problem bleibt die laxe Ausbildungssituation, die hierfür überhaupt keine Vorkehrungen trifft.

Heilpraktikern ist es überdies gestattet, offene Wunden, Knochenbrüche, Blinddarmentzündungen, Krebs und viele andere schwerwiegende Krankheiten zu behandeln. Lediglich bei Infektionskrankheiten, Zahnbehandlungen und Geburtshilfe sind ihnen gesetzliche Grenzen gesetzt. Ein Heilpraktiker schrieb mir per Mail, dass er theoretisch Herzoperationen durchführen dürfte, was er selbst irrwitzig fand.

Psychologen ohne Ausbildung

Hat man die Heilpraktikerprüfung bestanden, darf man auch Psychotherapie ausüben und demzufolge psychische Erkrankungen behandeln. Einfach so, ohne psychotherapeutische Ausbildung. Nach einem Urteil des Bundesverwaltungsgerichts ist »Psychotherapie Ausübung der Heilkunde im Sinne des § 1 Abs. 2 Heilpraktikergesetz«.

Doch in der Heilpraktikerprüfung werden lediglich ein paar Fragen zum Themenkomplex Psychologie und Psychiatrie gestellt. Das reicht aus, um die gleiche therapeutische Bandbreite abdecken zu dürfen wie Diplom-Psychologen mit vierjährigem Studium und drei- bis fünfjähriger Psychotherapeutenausbildung. Wer nicht den lernintensiveren Umweg über die Heilpraktikerprüfung gehen möchte, um Psychotherapie auszuüben, der kann den sogenannten »kleinen Heilpraktiker« machen. Das ist eine auf rein psychologische Themen abgespeckte Version der richtigen Heilpraktikerprüfung. Hat man diese bestanden, erhält man die »Erlaubnis zur berufsmäßigen Ausübung der Heilkunde ohne Bestallung als Heilpraktiker beschränkt auf das Gebiet der Psychotherapie«, auch »sektorale Heilerlaubnis« genannt, und ist folglich berechtigt, psychotherapeutisch tätig sein. Das Ganze ohne Verpflichtung zu einer entsprechenden Therapie-Ausbildung.

Wer ein abgeschlossenes Studium in Psychologie mit dem Prüfungsfach »klinische Psychologie« besitzt und aus finanziellen oder zeitlichen Gründen keine Psychotherapie-Ausbildung machen möchte, erhält die Heilkundeerlaubnis nach Heilpraktikergesetz ohne zusätzliche Prüfung vom Gesundheitsamt.

Auf den Heilpraktiker-Verbandsseiten rühmt man sich damit, dass ein Heilpraktiker für Psychotherapie nach seiner Zulassung durch das Gesundheitsamt *alle* psychotherapeutischen Verfahren anwenden darf. Dass nirgendwo geschrieben steht, wie umfangreich die Aus- und Fortbildungen sein müssen, gesteht man dort ein. Für Außenstehende ist das alles schwer nachzuvollziehen. Da aber offenbar nicht einmal der Verband Freier Psychotherapeuten, Heilpraktiker für Psychotherapie und Psychologischer Berater e. V. so genau weiß, wie die Rechtslage ist, haben sie ihren Verbandsanwalt mit einer Recherche bei den Gesundheitsministerien der Bundesländer beauftragt. Dieser konnte folgende frohe Kunde überbringen: »Heilpraktiker für Psychotherapie unterliegen nicht dem Psychotherapeutengesetz. Ihr Berufsfeld ist deshalb auch nicht auf die anerkannten psychotherapeutischen Verfahren nach § 1 Psychotherapeutengesetz beschränkt. Zur Standarddiagnostik und zu Standardtherapien der Heilpraktiker für Psychotherapie gehören neben den anerkannten psychotherapeutischen Verfahren unter anderem Mal- und Musiktherapie, Körperpsychotherapie, Kinesiologie, Biofeedback, Bioresonanz und Lichttherapie. Heilpraktiker für Psychotherapie dürfen in ihrem Tätigkeitsfeld und in ihrer praktischen Berufsausübung also wesentlich mehr diagnostische und therapeutische Verfahren anwenden als psychologische Psychotherapeuten.«[12]

Einziger Wermutstropfen: Sie dürfen sich nicht »Psychotherapeuten« nennen, da diese Berufsbezeichnung geschützt ist. Daher dürfen auf ihren Praxisschildern nur Begriffsbildungen wie »Heilpraktiker beschränkt auf das Gebiet der Psychotherapie« oder »Heilpraktiker für Psychotherapie« stehen. Außerdem können sie ihre Leistungen nicht mit den gesetzlichen Krankenkassen abrechnen. Manche privaten Krankenkassen übernehmen die Kosten, ansonsten muss die Therapie vom Patienten selbst bezahlt werden.

Genau wie klassische Heilpraktiker sind auch Heilpraktiker für Psychotherapie frei in der Wahl der Behandlungsmethoden. Diese müssen nicht wissenschaftlich anerkannt sein. Daher ist die freie Psychotherapeutenszene ein Tummelplatz für mehr oder minder seriöse Therapieangebote wie z. B. das Neuro-Linguistische Programmieren (NLP) oder die Psychosynthese. Beide gelten als pseudowissenschaftlich und esoterisch gefärbt. Andererseits werden auf dem freien Psychomarkt (der Begriff hat sich tatsächlich etabliert) auch Therapien angeboten, die als wirksam gelten, die aber dennoch nicht zu den Richtlinientherapien zählen, die von den gesetzlichen Krankenkassen erstattet werden, etwa Verhaltenstherapie oder Psychoanalyse.

Auch wenn zum Erwerb der Heilkundeerlaubnis keine Ausbildung und nur minimale therapeutische Qualifikationen verlangt werden, so haben die Therapeuten in der Regel mehrere Fortbildungen absolviert. Das geschieht meist an privaten Instituten. Deren Zertifikate sind nicht gesetzlich anerkannt. Wenigstens sollte aus den Zertifikaten hervorgehen, ob jemand lediglich ein Wochenendseminar besucht oder eine mitunter mehrjährige Ausbildung abgeschlossen hat.

Den Ärzten fast gleichgestellt

Das leichtfertige Übertreten von Befugnissen kommt bei Heilpraktikern nicht von ungefähr. Schließlich sieht sogar das Bundesverfassungsgericht in einem Beschluss vom 2. März 2004 »Arzt und Heilpraktiker im Behandlungsansatz viel näher als die Heiler«. Damals ging es um die Frage, ob auch Geistheiler eine Heilerlaubnis benötigen. Weiter heißt es, »wer einen Heilpraktiker aufsucht, wird den Arzt eher für entbehrlich halten, weil ein Teil der ärztlichen Funktion vom Heilpraktiker übernommen werden darf. (...) Jedenfalls zielen die Heilpraktikererlaubnis und die ärztliche Approbation nicht auf rituelle Heilung. Wer Letztere in Anspruch nimmt, geht einen dritten Weg, setzt sein Vertrauen nicht in die Heilkunde und wählt etwas von einer Heilbehandlung Verschiedenes, wenngleich auch von diesem Weg Genesung erhofft wird. Dies zu unterbinden ist nicht Sache des Heilpraktikergesetzes.« Ganz offenkundig wissen die obersten deutschen Richter nicht, was sich in Heilpraktikerpraxen und -schulen abspielt. Denn die »rituelle Heilung« praktizieren nicht Geistheiler exklusiv, sondern sie ist ein integraler Bestandteil der Alternativmedizin. Ohne gleichsam rituelle Abläufe und magisches Denken wäre das Heilpraktikerwesen undenkbar.

In der Heilpraktikerschule gibt es ein Skelett. Es steht aufgespießt auf einem Rollenstativ trostlos in der Gegend herum. Ihm fehlen ein Arm und der Schädel. Dass ausgerechnet die Behausung des Denkorgans fehlt, scheint mir rückblickend fast sinnbildlich. Denn neben dem soliden und vernünftigen Anatomieunterricht gab es den naturheilkundlichen Praxisunterricht. Und hier bekam man einen Einblick in den Irrsinn der Paramedizin.

Vielleicht gedeihen in naturheilkundlichen Disziplinen die abenteuerlichsten Mythen, weil hier nicht staatlich geprüft wird. Hier werden Dinge behauptet und praktiziert, als läge das 21. Jahrhundert noch in ferner Zukunft. Da es so viele naturheilkundliche Therapierichtungen gibt, kann während der zweijährigen Heilpraktikerausbildung nur ein Überblick über die populärsten Therapien gegeben werden. Möchte man sich später in seiner Praxis spezialisieren, so müssen vertiefende Seminare und Ausbildungen absolviert werden. Manche, wie Homöopathie und Traditionelle Chinesische Medizin, sind relativ zeitaufwendig. Für andere, wie Chiropraktik oder Klangschalenmassage, kann man nach einem teuren Wochenendseminar Zertifikate erlangen, die aber keinerlei Qualitätssicherung unterliegen. Es gibt unendlich viele angebliche Diplome und Zertifikate, die nach dem Gießkannenprinzip vergeben werden.

In meiner Schule etwa gab es Überblicksseminare zu Homöopathie, Akupunktur, Kinesiologie, Chiropraktik, Neuraltherapie, Massagetechniken, Irisdiagnostik, Aderlass, Bioresonanz, Entgiftung, Darmsanierung, Quantenheilung, Reflexzonentherapie, Ernährungsberatung und Kindernaturheilkunde. Vor allem aber wurde dabei das esoterische, wissenschaftsfeindliche und oft verschwörungstheoretische Denken vieler Heilpraktiker offenbar.

Ich werde nie vergessen, wie der Dozentin im Seminar »Kinder in der Naturheilpraxis« die Stimme versagte, als sie anfing, über Impfungen zu sprechen. Das Thema empörte sie derart, dass ihr Luft und Worte wegblieben. Als sie sich wieder gefangen hatte, begann sie mit ihrer Tirade. Es sei unbegreiflich, dass so kleine, reine Wesen mutwillig mit Krankheitserregern verseucht würden. Das erfülle den Tatbestand der Körperverletzung. Seit Jahren würden autoaggressive Erkrankungen, Allergien und Diabetes zunehmen, und daran seien die »massenhaften« Impfungen schuld. Im Zentrum ihrer Kritik stand die Sechsfach-Impfung: Wenn überhaupt Impfungen, dann nur Einzeldosen und sowieso nicht vor dem ersten Geburtstag. Ohnehin seien Impfungen der beste Beweis für »schulmedizinische Machenschaften«. Sie riet uns, die Bücher des »Anti-Impfpapstes« Martin Hirte zu lesen, und empfahl, nach Bernd Senf zu googeln. Beides tat ich und bin seither noch überzeugtere Impfbefürworterin. Doch der Reihe nach. Die Verbreitung von Impfangst führt zu Impflücken, die – siehe in Berlin 2015 – zu Masernausbrüchen und in einem Fall sogar zum Tode eines Kindes führten. Die radikale Impfgegnerschaft sehr vieler Heilpraktiker macht sie durchaus zu einer »Gefahr für die Volksgesundheit«.

In meiner Schule hat niemand der Dozentin widersprochen. Ja, es gab nicht einmal eine Diskussion. Es wirkte einfach alles sehr stichhaltig, nicht zuletzt, weil die Dozentin einen kompetenten Eindruck machte. Sie war gebildet, rhetorisch versiert und vor allem eine sehr leidenschaftliche Heilpraktikerin. Man glaubte ihr sofort, dass Heilung ihre Berufung war. Heilpraktiker können unglaublich überzeugend sein. Das mag damit zusammenhängen, dass sie über ein verführerisches Hintertürchen verfügen, nämlich die Erklärung, dass wir nicht alles wissen können. Ärzten hingegen bleibt oft nur, in den schnöden Grenzen der Vernunft zu argumentieren.

Manche Heilpraktiker positionieren sich bewusst abseits der sogenannten gesellschaftlichen Mitte. Die großen Parteien etwa werden als unwählbare Handlanger der Pharmaindustrie bezeichnet, es gibt feste Feindbilder (Pharmaindustrie, Universitätsmedizin, »Mainstream-Medien« etc.). Mitunter zeigen Heilpraktiker manipulatives Verhalten, stilisieren sich gar zu Gurus, die mit einem übersinnlichen Wissen ausgestattet seien. Das sind sicher Ausnahmen, aber es gibt sie.

Die Paramedizin hat kaum vertrauenswürdige prominente Fürsprecher. Der erwähnte Kinderarzt Dr. Martin Hirte gilt als äußerst umstritten. Er tritt mitunter in Talkshows auf und gibt Interviews. Dort macht er einen sachlich-abwägenden Eindruck, ebenso wie der von ihm mitgegründete Verein *Ärzte für eine individuelle Impfentscheidung e.V.* Doch der Eindruck täuscht. Schon der Titel des Vereins suggeriert, Impfen sei eine Angelegenheit, bei der man abwägen könnte, so wie bei der Wahl der Wandfarbe. Viele Argumente der impfkritischen Ärzte werden extrem zugespitzt und dramatisiert. Die Ärzte dieses Vereins wollen sich nicht als Impfgegner verstanden wissen, letztlich aber läuft es fast immer auf ein Abraten von den meisten Impfungen hinaus. Oder sie wollen den Zeitpunkt für Impfungen weit hinauszögern. Als Ärzte sollten sie aber wissen, dass es z. B. gegen Keuchhusten keinen Nestschutz gibt und die meisten Infektionskrankheiten für Babys besonders gefährlich sind. Auch werden Eltern durch solche Kampagnen nicht aufgeklärt, sondern verunsichert. Dazu kommt, dass Martin Hirte Masern für zumutbar hält und zu Globuli statt fiebersenkender Mittel rät. Das gleiche Themenspektrum deckt auch Bernd Senf ab. Der ehemalige Professor für Makroökonomie und Didaktik hat sich ganz der »Orgon-Forschung« verschrieben. »Orgon« ist ein Begriff des österreichischen Psychiaters Wilhelm Reich (1897–1957) und bezeichnet eine Art kosmischer Energie, die bis zum heutigen Tag nicht nachgewiesen werden konnte. Bernd Senf versucht trotzdem seit Jahrzehnten, »Akupunkturpunkte mit konzentrierter Orgonenergie« aufzuladen. Wen wundert es da, dass er auch Impfgegner ist sowie Anhänger der Freiwirtschaftslehre, die offen antisemitische Fürsprecher hat. Franz Konz (1926–2003) war auch sehr beliebt bei einigen Heilpraktikern an der Schule. Konz, berühmt geworden durch sein Buch *1000 ganz legale Steuertricks,* diffamierende Aussagen über Homosexuelle, HIV-Infizierte und Mütter, die ihre Kinder impfen lassen, plädierte für eine Ernährung durch »Urkost«, eine extreme Rohkostdiät, die er auch zur Ernährung von Kindern empfahl. Solche Leute werden einem in einer Heilpraktikerschule ans Herz gelegt. Rohkost stand bei einigen Ausbildern ohnehin hoch im Kurs. So warnte ein Heilpraktiker vor gekochtem Essen mit den Worten: »Alles, was durchs Feuer gegangen ist, ist schädlich.«

Kinder und Quacksalberei

Im Seminar »Kinder in der Naturheilpraxis« wurde nicht nur Impfangst geschürt, sondern auch Kuhmilch verteufelt. Da Kühe angeblich gegen Tuberkulose geimpft werden, würden die gebildeten Antikörper über die Milch an den Menschen weitergegeben. Hellhäutige, also mitteleuropäische Menschen, seien ohnehin tuberkulosegefährdeter; das Ganze nennt sich im Paramedizin-Sprech »tuberkuläre Erbdiathese«. Die angebliche Zunahme rheumatischer Erkrankungen sei ein Tuberkulose-Erbe, zurückzuführen auf die Antikörper in der Milch, die arglose Menschen tagtäglich in ihren Kaffee kippten und ihren Kindern vorsetzten. »Tuberkuläre Erbdiathese« lässt sich nicht einmal googeln. Was sich jedoch schnell recherchieren lässt: Bereits 1997 wurde die Impfung gegen Tuberkulose eingestellt, da Deutschland seither als nahezu frei von Rindertuberkulose gilt. Impfung und Behandlung der Rindertuberkulose sind sogar gesetzlich verboten. Stattdessen gibt es ein flächendeckendes Tuberkulose-Monitoring.[13]

Besagte Dozentin hatte noch weitere zweifelhafte Ratschläge auf Lager: Zum guten Gedeihen von Kleinkindern empfahl sie verschiedene homöopathische Mittel, insbesondere sogenannte »Nosoden«. Das sind homöopathisch aufbereitete Mittel aus pathologischem Ausgangsmaterial wie Körpersekreten und Krankheitserregern. Nosoden funktionierten, so die Dozentin, wie Impfungen auf homöopathischer Basis und seien echten Impfungen mitunter vorzuziehen. Bei kindlichen Verhaltensauffälligkeiten bis hin zum Autismus empfahl die Dozentin Bachblüten mit dem Hinweis, dass nicht selten auch die Hauptumgangsperson des Kindes Bachblüten bräuchte.

Zeugung, Schwangerschaft, Geburt und Heranwachsen spielen in der Naturheilkunde eine große Rolle. Die Plazenta steht dabei ganz hoch im Kurs. Ein Dozent empfahl, sie nach der Geburt zu verspeisen, das rege die Muttermilchproduktion an und schütze vor einer Wochenbettdepression. Einige Säugetiermütter würden auch ihre Plazenta verspeisen, und Depressionen seien bei Tieren ja wohl unbekannt. (Die Einverleibung der Plazenta ist unter medizinischen Gesichtspunkten übrigens keine so gute Idee. Schließlich dient der Mutterkuchen u. a. als Filter für Schadstoffe und Keime.) Wer seine Plazenta nicht oder nur teilweise verzehren möchte, sollte sich aus dem Organ Globuli anfertigen lassen. Somit hätte, laut Aussage einer Dozentin, das Kind auch später noch in jeder Lebens- bzw. Krankheitssituation ein hochwirksames Mittel zur Hand. Und gerade bindungsgestörte Männer brächten Plazenta-Globuli wieder mit dem mütterlichen Urvertrauen in Kontakt. Ein weiterer Dozent entrüstete sich darüber, dass sich ein Großteil der Männer bei dem Gedanken schüttle, Milch aus den Brüsten ihrer Frauen zu trinken. Milch von »dreckigen Kühen« würden sie schließlich auch bedenkenlos trinken. Die Versorgung mit Muttermilch nicht nur des Babys, sondern auch des Mannes könne zur Harmonisierung der familiären Situation in so stressigen Zeiten wie nach einer Geburt sorgen.

Wenn das Kind größer ist und sich nicht mehr mit Muttermilch beruhigen lasse, dann sollte man einen *Orgon-Strahler* auf ein Foto des Kindes richten. Die so übertragene Energie könne Ängste, Schlafstörungen, sogar ADHS zum Verschwinden bringen. Ein kindlicher Diabetes solle keineswegs vorschnell mit Insulin behandelt werden. Homöopathische Mittel könnten eine Manifestation der Erkrankung verhindern. Sei erst einmal Insulin verabreicht, sei es bereits zu spät.

Überirdische Kräfte

Die Homöopathie ist sicherlich die orthodoxeste Lehre innerhalb der Alternativmedizin. Während sich Wissenschaft und Medizin immer weiter fortentwickelt haben, ist bei der Homöopathie noch alles so wie vor über 200 Jahren zu Zeiten Samuel Hahnemanns. Nirgends gibt es so viele fundamentalistische Vertreter der reinen Lehre wie bei der Homöopathie. Ähnlich traditionell ist vielleicht nur noch der Vatikan. Wenn Homöopathen reden, dann hat das tatsächlich Ähnlichkeit mit einer Predigt: Eine Autorität (und Homöopathen können sehr beeindruckend sein) erzählt Glaubensanhängern etwas in Anekdotenform. Die zugrunde liegenden Gesetze gelten als unumstößlich. Im Fall der Homöopathie werden sie seit 200 Jahren von ihren Vertretern nicht hinterfragt. Noch immer wird die Mär von Potenzierung, Verschüttelung, Feinstofflichkeit erzählt. Verantwortungsbewusste Homöopathen sollten ihren Patienten nicht dazu raten, wichtige Medikamente abzusetzen. Leider kommt das immer wieder vor. Auch in der Heilpraktikerschule ist vermittelt worden, dass Medikamente die Wirkung des Homöopathikums stören könnten. Zudem sollten Symptome nicht unterdrückt, das heißt behandelt werden. »Statistische Medizin heilt nicht«, hieß es. Die evidenzbasierte Medizin wurde als »Mengenmedizin« verunglimpft, da sie nur darauf abziele, möglichst Unmengen an Medikamenten in die Patienten zu pumpen.

Ein Problem der Homöopathie zeigt sich auch darin, dass sie auf der einen Seite ein sehr starres System ist, auf der anderen

Seite aber jeder Homöopath etwas anderes behaupten kann. So gilt es allgemein als üblich, während einer homöopathischen Therapie auf Kaffee, Zahnpasta und andere Reizstoffe zu verzichten. Der Ausbilder an meiner Schule hielt das für unnötig. Homöopathische Mittel seien so stark, dagegen könne Kaffee nichts ausrichten. Aufgrund der vermeintlichen Intensität der Globuli riet er bei »sehr empfindlichen Menschen« zu einem noch sanfteren Einnahmeschema. Als ob die Mittel nicht schon verdünnt genug wären, empfahl er, lediglich zwei Globuli in einem Glas Wasser aufzulösen und davon einen Schluck in ein weiteres Glas Wasser zu geben und so lange weiterzumachen, bis – ja, bis wohin eigentlich? An dieser Stelle hören meine Aufzeichnungen auf. Wahrscheinlich war mir das schon damals zu grotesk. Das Vertrauen dieses Dozenten in die Wirkmächtigkeit der Homöopathie ging übrigens so weit, dass er behauptete: »Ich kann theoretisch Leute mit den Mitteln umbringen, es kann mir nur keiner nachweisen.«

Jenseits der Legalität

Theorie und Praxis waren während der Ausbildung eng verbunden, und die Studenten mussten als Versuchskaninchen herhalten, wie es in den meisten medizinischen Ausbildungen üblich ist. Beim Thema »Narben entstören« wurde ich hellhörig. Narben sollen nach alternativmedizinischer Auffassung für eine Vielzahl von Beschwerden verantwortlich sein, da sie den »Energiefluss« stören könnten. Die Dozentin zählte denn auch eine Reihe an physischen und psychischen Leiden auf, die durch Narben verursacht werden können. Ich dachte an meine Impfnarbe am linken Oberarm. War sie womöglich schuld an meinen chronischen Wirbelblockaden, meinem Herzstolpern, dem Einengungsgefühl im Brustkorb? Ich erklärte mich bereit, die Narbe »entstören« zu lassen. Diese Narbe war ein gefundenes Fressen für die Heilpraktikerin. Eine Impfnarbe! Links, auf der Herzseite! Diese »Impfverletzung« müsse mir schon sehr früh, nämlich kurz nach der Geburt zugefügt worden sein. Wie denn mein Verhältnis zu meiner Mutter sei? Gut, antwortete ich wahrheitsgemäß. Die Heilpraktikerin blickte mich vielsagend an, eine Mischung aus Ungläubigkeit und Überlegenheit. Sie spritzte mir nun ein Anästhetikum unter die Narbe. Dann sah sie mich erneut bedeutungsvoll an und meinte, dass sie am Fortgang dieser Geschichte ganz besonders interessiert sei.

Dieses Unken, das ich öfter von Heilpraktikern vernommen hatte, machte mich nervös und neugierig zugleich. Immer hatte man das Gefühl, sie wären mit parapsychologischen Fähigkeiten ausgestattet. Dieser Wirkung konnte ich mich damals nicht entziehen. Ich legte ungewöhnlich große Hoffnungen in die »Entstörung« dieser Narbe. So, als könnte sich dadurch alles lösen und entkrampfen. Zunächst verbesserte sich das Hautbild. Durch die Injektion verschwand die kleine Delle am Oberarm. Mit der kosmetischen Korrektur war ich schon mal sehr glücklich. Leider hielt sie nur ein paar Stunden an. Und sonst? Um es kurz zu machen: Nichts löste, entkrampfte, besserte sich. Das Wunder blieb aus.

Während ich lediglich meinen Oberarm opferte, stellte eine Mitstudentin ihren Unterleib für eine Schauinjektion zur Verfügung. Zur Demonstration der Neuraltherapie ließ sie sich mit einer circa 20 cm langen Hohlnadel die Bauchhöhle punktieren. Sie erhoffte sich dadurch Linderung ihrer Menstruationsbeschwerden. Die junge Frau lag auf einer Untersuchungsliege, um sie herum stand eine Traube Heilpraktikeranwärter und sah nun, wie der Heilpraktiker die Kanüle auf der Bauchdecke ansetzte und durch Haut- und Muskelschichten hindurchstach, bis er im sogenannten Douglas-Raum, einer Aussackung zwischen Uterus und Rektum, anlangte. Dort injizierte er ein Lokalanästhetikum. Eine schmerzhafte Prozedur, wie man dem Wimmern und den Verkrampfungen der Patientin entnehmen konnte. Zuvor hatte der Heilpraktiker den Bauch nur widerwillig desinfiziert mit den Worten, dass Keime etwas Natürliches seien und ein Zahnarzt ja auch nicht den Mundraum desinfiziere, bevor er dem Patienten eine Betäubungsspritze gebe. Der gesamte Eingriff war ein illegaler Akt.

Bereits seit dem Jahr 2006 ist die *invasive* Neuraltherapie für Heilpraktiker verboten und nur noch Ärzten vorbehalten. Heilpraktiker dürfen seither lediglich »quaddeln«, das Betäubungsmittel (mit einer Konzentration von bis zu zwei Prozent) intrakutan, also in die Lederhaut, spritzen. Jener Heilpraktiker hat mit der intraperitonealen Injektion gesetzeswidrig und fahrlässig gehandelt. Leicht hätte er ein größeres Gefäß oder ein Organ verletzen können – mit lebensbedrohlichen Folgen. Einer der Studenten wies darauf hin, dass derartige Eingriffe nur Ärzten gestattet seien und idealerweise unter Ultraschallkontrolle durchgeführt werden sollten. Daraufhin pfiff der Heilpraktiker auf die Ärzteschaft und hielt dagegen, wer sich in Anatomie auskenne, brauche kein Ultraschallgerät. Damit hatte er die Studenten ermutigt, Gesetze ruhig zu umgehen – zum Wohle des Patienten. Nachfragen gab es nicht, so wie es generell selten Widerspruch oder Skepsis unter den Studenten gab. Dabei hatten viele einen akademischen Hintergrund oder anspruchsvolle Ausbildungsberufe. Auch wenn zur Heilpraktikerausbildung ein Hauptschulabschluss genügt, so dürften die meisten Anwärter höhere Schulabschlüsse haben.

Die Beweggründe, den Beruf zu ergreifen, sind vielfältig. Oft sind es Krankenschwestern, Pfleger, Physiotherapeuten und andere Angehörige der Gesundheitsberufe, die sich mit einer Heilpraktikerausbildung weiterentwickeln wollen. Manche überbrücken mit der Ausbildung die Wartesemester für ein Medizinstudium. Aber es gibt auch frustrierte Banker, Makler, Freiberufler und Abtrünnige aus der Kreativ- und Medienbranche. Allen gemein ist der Wunsch nach beruflicher und auch persönlicher Veränderung. Nicht selten gerät eine Heilpraktikerausbildung zum Selbstfindungstrip. Zudem geht häufig eine persönliche Krise dem Entschluss, Heilpraktiker zu werden, voraus. So wie bei mir.

Die Probandin hatte den Eingriff überstanden, wenn auch mit tagelangen Unterleibsschmerzen, was der Heilpraktiker als Zeichen der Heilung deutete. Eine andere Studentin hatte weniger Glück. Derselbe Heilpraktiker wollte bei ihr »sanft und nebenwirkungsfrei« die Krampfadern zum Verschwinden bringen. Dazu injizierte er »rein biologische« Kochsalzlösung in die Unterschenkelvenen. Das Ende vom Lied: ein Ulcus cruris, umgangssprachlich auch als »offenes Bein« bezeichnet. Diese Art Wunde gilt als schwer therapierbar, oft ist eine Hauttransplantation nötig, im schlimmsten Fall die Amputation des Beines. Anstatt die Frau zu einem Arzt zu überweisen, was wohl ein Eingeständnis eines Kunstfehlers gewesen wäre, hat er sie noch einige Zeit mit Wickeln, Kräutern und Globuli behandelt, ehe die Studentin – inzwischen Patientin – von sich aus einen Arzt konsultierte.

Doch es gab noch weitere gesundheits- bzw. lebensgefährliche Lektionen: Der Kinesiologiedozent bescheinigte einer Nussallergikerin, ihre Allergie sei nach einer einzigen Sitzung »gelöscht«, und sie könne nun unbesorgt Nüsse essen. Ein weiterer Therapeut riet Krebspatienten von der Chemotherapie ab und empfahl stattdessen die Mayr-Kur, eine Milch-Semmel-Diät, um »den Krebs auszuhungern«. Eine Dozentin behauptete, sie könne hellsehen und habe ihren Krebs selbst geheilt, gänzlich ohne medizinische Intervention.

Man könnte die Heilpraktikerausbildung so zusammenfassen: Am Vormittag erklärte die Dozentin, eine Medizinerin, die Zusammenhänge von Anatomie, Physiologie und Pathologie. Am Nachmittag führten die Heilpraktiker die Naturwissenschaften ad absurdum. Der Aspekt der Wissenschaftlichkeit mag vielen Menschen vollkommen egal sein. Häufig suchen

Patienten ja gerade deshalb Heilpraktiker auf, weil die klassische Medizin in ihren Augen versagt hat. Gerade darauf setzen Heilpraktiker. Auch in der Schule wurde ein wissenschaftsfeindliches Weltbild vermittelt. Die »Schulmedizin« erschien als finstere Vollstreckerin der bösen Pharmaindustrie. Es soll allerdings nicht der Eindruck entstehen, dass die Dozenten ausnahmslos als dubiose, fanatische Prediger auftraten. Zwar taten viele ihre weltanschaulichen Überzeugungen mit Verve kund. Die meisten jedoch waren gelassen, freundlich, gebildet und mit Herzblut bei der Sache. Schließlich wähnen sich insbesondere Naturheilkundler mit dem Guten, Natürlichen und Humanen im Bunde. Leider muss man ihnen vorwerfen, entweder die Geschichte ihres Berufes nicht zu kennen oder zumindest einiges zu verdrängen. Dass Naturheilkunde gepriesen und Medizin verunglimpft wird, beruht auf einem Missverständnis. Denn viele Methoden, die heutzutage so harmlos als sanfte Naturheilkunde daherkommen, wurden aus der äußerst rabiaten historischen Schulmedizin übernommen. Man könnte sogar pointiert sagen: Die Naturheilkunde von heute ist zum Teil die angsteinflößende Schulmedizin von damals.

Der große Irrtum

Im 18. und 19. Jahrhundert trieb die sogenannte »heroische Medizin« ihr Unwesen. Der Begriff ist auf die Hybris der Ärzte zurückzuführen, allerdings waren die echten Helden die überlebenden Patienten. Damals peinigten Ärzte ihre Patienten mit schmerzhaften Torturen und giftigen Substanzen. Der Aderlass schien die Quintessenz medizinischer Eingriffe zu sein. Er kam bei einer ganzen Bandbreite an Beschwerden zum Einsatz. Heute weiß man, dass er nur bei sehr wenigen Krankheitsbildern einen therapeutischen Nutzen hat. Es ist abstrus, dass Heilpraktiker noch immer auf den Aderlass schwören, wo nichts so sehr für den Schrecken der historischen Schulmedizin steht wie dieser. Medizinhistoriker gehen davon aus, dass er massenweise Menschen hinweggerafft hat. Zwei der berühmtesten Opfer des exzessiven Blutabzapfens waren George Washington und Kaiser Leopold II.

Zu den qualvollen Methoden der »heroischen Medizin« zählten ferner Erbrechen und Abführen, die beide mit teils giftigen Pflanzenmixturen provoziert wurden. Besonders martialisch war das Blasenziehen. Wie beim Aderlass, den austreibenden Behandlungen und Darmreinigungen sollten dem Körper mit der Erzeugung von Blasen auf der Haut Gifte bzw. »schlechte Säfte« entzogen werden. Das geschah mit extrem hautreizenden Beizen oder indem man verschiedene Substanzen auf der Haut abbrennen ließ. Infizierte Wunden wurden mit glühenden Eisen ausgebrannt. Außerdem verabreichte man Gifte wie Arsen, Vitriol oder Quecksilber(!)-chlorid. Bereits im 17. Jahrhundert diagnostizierte Molière in *Der eingebildete Kranke*: »Die meisten Menschen sterben eher an ihren Heilmitteln als an ihren Krankheiten.« Das galt bis weit ins 19. Jahrhundert hinein. Wahrscheinlich war die Überlebenswahrscheinlichkeit in früheren Jahrhunderten oftmals größer, wenn ein Kranker nicht in die Hände von Ärzten fiel. Samuel Hahnemanns Homöopathie verstand sich übrigens als Gegenentwurf zur »heroischen Medizin« (siehe *Homöopathie* in Kapitel 5). Der Begriff »Schulmedizin« tauchte erstmals 1876 als Kampfausdruck gegen die etablierte Medizin in den *Homöopathischen Monatsblättern* auf und geht vermutlich auf den Homöopathen Franz Fischer zurück.[14]

Heute zählen das Aufbringen von blasenziehenden Cantharidenpflastern, mitunter schmerzhafte »ausleitende« Verfahren wie Schröpfen und Baunscheidtieren, Entgiftungen und Darmspülungen sowie der Aderlass zum klassischen Therapiespektrum von Heilpraktikern. Sie werden als »natürlich« und »ganzheitlich« beworben und damit, dass diese Methoden auf dem wunderbaren Wissensschatz weiser Vorfahren beruhen. Die Opfer der »heroischen Medizin« würden sich wohl im Grabe umdrehen.

Mit der Naturheilkunde verteidigt man eine Heilkunde, die so gut wie nichts gegen schwere Erkrankungen ausrichten konnte. Man glorifiziert eine Heilkunde, die keine gute Bilanz aufzuweisen hat. Dazu muss man auch wissen, dass sich unsere Vorfahren der Naturheilkunde nicht bedient haben, weil sie so ausgezeichnet funktionierte, sondern vielmehr, weil es schlicht nichts Wirkungsvolleres gab. Infektionskrankheiten stellten damals eine ständige Bedrohung dar. Bereits eine Mandelentzündung konnte in früheren Zeiten das Leben kosten, ganz zu schweigen von Erkrankungen wie Masern, Polio, Diphterie, Wundstarrkrampf selbst nach leichten Verletzungen und vieles mehr.

Doch davon war an der Heilpraktikerschule nichts zu hören. Ganz im Gegenteil. Es wurde gegen Impfungen gewettert, da sie Kinder der Möglichkeit beraubten, Masern und andere Infektionskrankheiten durchzumachen. Die Außenseitermethoden wurden nicht bloß als Alternative, sondern als einzige wahre Medizin propagiert. Da aber die pharmaindustriegelenkte Medizin so übermächtig sei, wurde der Heilpraktiker zum Underdog stilisiert: ein aufrechter Widerständler gegen »die da oben«. Kritikwürdiges am Heilpraktikerwesen wurde ausgeblendet, was auch damit zusammenhängt, dass die Heilpraktikerschulen privat und als Wirtschaftsunternehmen geführt werden. Zweifel am Berufsstand würde die Existenzgrundlage gefährden. Und dass die Plausibilität von Therapien nicht hinterfragt wird, leuchtet ebenso ein: Wie sonst sollte man die teuren Seminare verkaufen? Natürlich führen auch Heilpraktiker Studien an, um die Wirksamkeit verschiedener Therapien zu untermauern. Tatsächlich lassen sich immer Studien finden, die noch die Wirksamkeit des größten Budenzaubers unter Beweis stellen. Allerdings lernt man an der Heilpraktikerschule nicht, wie Studien zu bewerten sind und wann sie als seriös und aussagekräftig einzustufen sind. Man lernt hingegen, dass Medien und Politik angeblich durchweg von der Pharmaindustrie gesteuert werden, mit dem Ziel, der Alternativmedizin den Garaus zu bereiten.

4. Heile, heile Segen?

Wie Heilpraktiker Patienten verführen

Man kann die Alternativmedizin noch so sehr kritisieren, noch so oft ernüchternde Studien heranführen, am Ende bleibt eine Frage: Wenn die Alternativmedizin so zweifelhaft ist, wieso haben Heilpraktiker dann einen solchen Zulauf? Was spielt sich in einer Heilpraxis ab, dass Patienten überzeugt sind, ihnen wurde tatsächlich geholfen? Wer sucht eigentlich einen Heilpraktiker auf und warum? Was unterscheidet die Arbeit eines Heilpraktikers von der eines Arztes?

Fast jeder, der viel Zeit in trostlosen Wartezimmern von Arztpraxen verbracht hat, wird von der Atmosphäre in Heilpraxen angetan sein. Im ärztlichen Wartezimmer hatte man bisweilen stundenlang auf schlecht gerahmte Kunstdrucke und vor sich hin welkende Zimmerpflanzen gestarrt, nachdem die Boulevardzeitschriften durchgeblättert waren. Dann wurde man ins Arztzimmer gerufen, wo sich der Arzt hinter seinem Schreibtisch verschanzt hatte und wo man nach statistischen acht Minuten mit oder ohne Diagnose wieder entlassen wurde.

Ganz anders beim Heilpraktiker. Die Räumlichkeiten sind warm ausgeleuchtete, dezent eingerichtete Wohlfühlorte. Hier ein Buddha, da eine Sammlung Edelsteine. Auf jeden Fall eine Karaffe mit Wasser, auf dessen Grund ein Kristall ruht. An den

Wänden Lotus, Morgendunst über fernöstlichen Gewässern und konfuzianische Weisheiten. Doch gibt es auch Praxen mit einer robusteren Optik. Solche, die eher an die »kleine Chirurgie« des historischen Baders erinnern mit ihren Werkzeugen und dem Aderlass-Equipment. Man kann sich der Aura mitunter schwer entziehen. Ich erinnere mich, wie ein Heilpraktiker einen antiken Arzneimittelschrank öffnete und Aberhunderte Fläschchen mit Globuli, von A bis Z aneinandergereiht, zum Vorschein kamen. Die sagenumwobenen Wunderkügelchen, abgefüllt in kleine braune Fläschchen mit rotem Verschluss, etikettiert mit den wunderlichsten Namen – das hatte etwas von einer Kunstinstallation, ein faszinierendes Ready-made. So ein Homöopathieschrank ist eine riesengroße Erzählung. Und Heilpraktiker sind nicht nur gute Zuhörer, sondern oft auch talentierte Erzähler. Sie verstehen es, Anamnese und Untersuchung zu einem sinnlichen Erlebnis zu machen, das den Patienten interessiert und integriert, statt einschüchtert und übergeht. Dass es dabei nicht immer mit rechten, soll heißen rationalen Dingen zugeht, nehmen viele Patienten gern in Kauf. »Magie statt Technokratie« könnte die Erfolgsformel von Heilpraktikern lauten.

Unter den Patienten gibt es, vereinfacht gesagt, zwei Fraktionen, die beim Heilpraktiker auf ein Wunder hoffen. Die Kranken und die Nicht-Kranken. Die einen kommen bereits mit ärztlichen Diagnosen in die Heilpraxis: mit Asthma, Allergien, Rheuma, Krebs, Multipler Sklerose, Neurodermitis, Bluthochdruck, Diabetes, Bandscheibenvorfall, Unfruchtbarkeit, psychischen Erkrankungen. Sie wünschen oftmals eine zusätzliche, also komplementäre Behandlung zur konventionellen Therapie. Sie erhoffen sich davon z. B. eine Besserung der Nebenwirkungen ihrer Medikamente oder mehr Lebensqualität. Nicht selten versprechen sie sich aber auch, die Ursachen ihrer Erkrankung aufdecken zu können. Heilpraktiker vermitteln gern den Eindruck, es gäbe einen mehr oder minder mysteriösen Urgrund für die Erkrankung. Die Kranken ohne ärztlichen Befund sind auch nicht gesund im Sinne der WHO-Definition von Gesundheit, die als der »Zustand des vollständigen körperlichen, geistigen und sozialen Wohlbefindens« bezeichnet wird. Vielmehr suchen diese »Nicht-Kranken« noch händeringend nach einer Diagnose. Sie leiden unter unklaren, aber quälenden Beschwerden. Oftmals haben diese Patienten ein jahrelanges Ärzte-Hopping hinter sich, ohne dass jemals eine ernsthafte Erkrankung diagnostiziert werden konnte. Ganz im Gegenteil, sie verfügen nicht selten über ausgezeichnete Laborwerte. Wenn aber Ärzte, Laboranten und Radiologen nicht fündig werden, schlägt die Stunde der Heilpraktiker.

Das Erfinden von Krankheiten

Krankheiten entstehen nicht aus dem Nichts. Sie sind Folge von Lebensbedingungen, Umweltfaktoren, Genen, dem Alter oder auch schlicht Pech. Manchmal war man einfach zum falschen Zeitpunkt am falschen Ort, wo man eine keimbelastete Türklinke berührt hat, bevor man unwillkürlich an Augen und Nase (den beliebtesten Eintrittspforten für Erreger) herumnestelte. Neben den Infektionskrankheiten gibt es Autoimmunerkrankungen, degenerative Erkrankungen, Erbkrankheiten, Tumorerkrankungen, psychische Erkrankungen u. a.

In jedem Fall aber sind Krankheiten auch immer ein »gesellschaftliches und kulturelles Konstrukt«, so der Medizinhistoriker Michael Stolberg. Manche Krankheiten haben zu verschiedenen Zeiten Hochkonjunktur, oftmals erlangen sie den Status einer »Modekrankheit«.[15] So war die »Neurasthenie« eine Modekrankheit des »nervösen Zeitalters«, nämlich des ausgehenden 19. Jahrhunderts. Der enervierende Epochenwechsel machte sich in Reizbarkeit, Unkonzentriertheit, Erschöpfung und vielen weiteren vegetativen Symptomen bemerkbar, die der »Neurasthenie« zugeschrieben wurden. Eine weitere Modekrankheit des 19. Jahrhunderts war die Schwindsucht, heute besser als Tuberkulose bekannt. So verheerend diese Erkrankung auch war und ist, so umgab sie zu der damaligen Zeit eine spezielle Aura. Insbesondere schwindsüchtige Frauen wurden als »les femmes fragiles« ästhetisiert. Ihre Todesnähe enthob sie dem Gewöhnlichen, machte sie unantastbar und damit auf eine morbide Weise verführerisch. Schriftsteller haben das Siechtum dieser Frauen literarisch verklärt, z. B. Alexandre Dumas der Jüngere, Thomas Mann, Hugo von Hofmannsthal und viele Dichter des Fin de Siècle. Die »Kameliendame« ist sicher die berühmteste Dahinsiechende aller Zeiten.

Von Modekrankheit spricht man, wenn Krankheiten ein Zeitalter prägen und sie in den kulturellen Diskurs Eingang finden. Modekrankheiten haben insofern einen über die Krankheit hinausweisenden Sinn. Bei Schwindsucht und Neurasthenie war das eine gewisse privilegierte Stellung, schließlich konnte man sich krankheitsbedingt den Zumutungen der aufkommenden Moderne entziehen. Daher sind Modekrankheiten auch mit einer gewissen Attitüde verbunden. (Auch die Pest hatte eine kulturelle Wirkung, die sich in Literatur und Kunst niederschlug, ihr Wüten war jedoch so verheerend, dass sie eher einen Epochenbruch nach sich zog.)

Das mit der Attitüde ist auch heute noch so. Man ist nie einfach nur krank. Bei allem Leid, das Krankheiten mit sich bringen, haben diese auch soziale und kommunikative Funktionen. Krankheiten, Unverträglichkeiten und Befindlichkeitsstörungen eigenen sich hervorragend zum Smalltalk. »Ich hab das auch«, und, schwups, ist man mitten im Gespräch. Noch besser funktioniert: »Die Ärzte können nichts finden.« Was sich dann garantiert findet, ist jemand, der fragt: »Hast du es schon mal mit einem Heilpraktiker versucht?« Und schon ist eine neue Debatte entfacht.

Gerade Modekrankheiten bringen auch einen gewissen »Krankheitsgewinn« mit sich. Zwar würde niemand behaupten, dass Gluten- oder Laktoseintoleranzen etwas Wünschenswertes sind. Trotzdem gelten diese Unverträglichkeiten in bestimmten Kreisen als eine Art Statussymbol. Schließlich bringen sie einen moral- und gesundheitsfördernden Verzicht mit sich. In manchen ernährungs- und gesundheitsbewussten Milieus gelten Weizen und Milch ohnehin als Teufelszeug. Dass der Körper quasi in vorauseilendem Gehorsam diese Stoffe ablehnt, weist ja auf eine fast schon übersinnliche Körperintelligenz. In den sozialen Netzwerken werden Fotos von glutenfreien Pizzen und laktosefreien Moccacinos aus den trendigsten Locations von New York bis Kuala Lumpur geteilt. Und viele Menschen mit tolerantem Immunsystem verzichten freiwillig auf Ciabatta und Käse, weil Hollywoodstars auf entsprechende Diäten schwören und Panikmacher die Bestsellerlisten stürmen. Unverträglichkeit als Lifestyle. Natürlich bringen diese Erkrankungen Einbußen in der Lebensqualität mit sich. Aber indem sie auch in ihrer noch so zartesten Ausprägung salonfähig werden, werden sie auch entstigmatisiert. Und das ist zunächst etwas Wünschenswertes.

Doch es gibt eine Schattenseite. Längst sind Modekrankheiten und Unverträglichkeiten zu einem lukrativen Geschäftsfeld geworden. Es geht nicht mehr darum, bestehende Krankheiten einfach medizinisch zu behandeln und zu verwalten, sondern eine Verwertungsmaschinerie am Laufen zu halten. Das funktioniert am besten, indem immer neue Krankheiten erfunden werden.

Der Begriff *Disease Mongering*, also Krankheitserfindung, wurde vor über zwanzig Jahren geprägt. Er beschreibt die Tatsache, dass eine Reihe von Interessengruppen dafür sorgt, dass nicht pathologische Symptome dramatisiert und somit als Krankheiten wahrgenommen werden. Das geschieht durch PR in Fernsehen, Zeitschriften und Internet. Profiteure sind die pharmazeutische Industrie, Testlabore, Forschungseinrichtungen, Wellnesseinrichtungen, Werbeagenturen, Verlage usw. Der Deutsche Ethikrat hat sich im Februar 2015 mit dem Thema Modediagnosen und Pseudokrankheiten beschäftigt.[16] In der Kritik standen insbesondere die Pharmaindustrie und mit ihr verbundene Ärzte, die z. B. physiologische Grenzwerte wie Blutdruck oder Blutzucker absenken oder heraufsetzen, um somit eine Medikamentierung notwendig erscheinen zu lassen. Immerhin zeigte die Debatte beim Deutschen Ethikrat, dass es unter Medizinern ein Bewusstsein für die Problematik gibt. Nicht zuletzt die Initiative MEZIS e. V. (»Mein Essen zahl ich selbst – Initiative unbestechlicher Ärztinnen und Ärzte«) zeugt von Widerständen innerhalb der Ärzteschaft gegen die Mechanismen der Pharmaindustrie. Es wurde aber auch die Frage gestellt, wo Kritik an der Pharmaindustrie aufhört und verschwörungstheoretisches Denken anfängt. Und auch wenn sie in der Debatte mit keinem Wort erwähnt wurde, so gibt es doch eine Interessengruppe, die prächtig am miesen Image der Pharmaindustrie und an Modekrankheiten verdient: die Heilpraktiker. Sich selbst sehen sie in der Rolle des Widerständlers gegen die Pharmaindustrie und arbeiten doch mit verblüffend ähnlichen Methoden. Heilpraktiker leben praktisch von Überdiagnostik und »erfundenen Krankheiten«.

Bingo, Sie haben 30 Allergien!

Selten war die Sorge des Einzelnen um sich selbst so trendy. Die Interessen der Pharmaindustrie sind dabei das eine. Aber das andere ist eine Gesellschaft, die einen wahren Kult um den Körper betreibt. Damit ist nicht unbedingt der perfekt trainierte Beachbody gemeint, sondern gemeint sind vor allem die »inneren Werte«. Es vergeht keine Woche, wo nicht auf Zeitschriftentiteln schmerzende Rücken, Köpfe, Seelen thematisiert würden. In der Vorabendwerbung der Öffentlich-Rechtlichen geht es fast ausschließlich um Cholesterin, Infekte, Schmerzzustände, Blasenschwäche. In Bürogesprächen dreht sich alles um Verspannungen, Erschöpfungszustände, Schlafstörungen. Gesunde Ernährung oder was ihre Apologeten dafür halten, ist mittlerweile eine Art Religionsersatz. Etwas bigott also, der Pharmaindustrie und konventionellen Medizin vorzuwerfen, sie wollten uns mit aller Macht medikalisieren, wo wir uns doch ständig selbst pathologisieren und therapieren.

Jeder Patient, der in eine Heilpraxis kommt, sucht Antworten. Dabei geht es um mehr als nur schnöde Diagnosen. Heilpraktiker stehen für die verzweifelte Hoffnung, den Kern einer Erkrankung zu entdecken, eine Art Reset-Schalter, der es ermöglicht, den erkrankten Körper in eine gesunde Ausgangsstellung zurückzuversetzen. Ob manifeste Erkrankung oder Befindlichkeitsstörung: Heilpraktiker verstehen es, Beschwerden mit einem spekulativen Bedeutungsballast aufzuladen. Das ist übrigens auch der bedeutende Unterschied zwischen Arzt und Heilpraktiker. Ein Arzt versucht Erkrankungen auszuschließen, der Heilpraktiker hingegen dichtet dem Patienten oftmals noch Störungen an. Darm und Immunsystem stehen dabei im Fokus, und Allergien bilden eine Art Bindeglied. Heilpraktiker verfügen über ein üppiges Arsenal an Diagnosetechniken: von Aurafotografie bis Zungendiagnostik gibt es über 120 Verfahren, von denen kaum eines wissenschaftlich anerkannt ist. Ein in der Alternativmedizin beliebtes Verfahren, um angeblich versteckte Allergien aufzuspüren, ist die Bioresonanz (bitte nicht mit dem medizinisch wirksamen *Biofeedback* verwechseln). Das Verfahren verspricht, mittels eines Bioresonanzgeräts Schwingungen bzw. gestörte Frequenzmuster im Körper aufzunehmen. Praktischerweise kann das Gerät nach Aussage der Anwender die Störungen in einer weiteren Sitzung auch löschen. Das Konzept der Bioresonanz beruht allerdings auf Fehlannahmen über die menschliche Physiologie. Denn es geht davon aus, dass im menschlichen Körper eine messbare »Bioenergie« in Form von elektrischen Signalen und Biophotonen vorliegt. Bei einem gesunden Menschen werde ein harmonisches Schwingungsmuster erzeugt, bei einem Kranken ein disharmonisches. Das ist aus wissenschaftlicher Hinsicht Unfug. Zwar gibt es elektrophysikalische Prozesse im Körper, die sich z. B. mittels EKG (Herz) oder EEG (Hirn) messen lassen. Daraus lassen sich aber keinerlei Rückschlüsse auf Allergien, Geschwüre, Rheuma, Stoffwechselstörungen usw. ziehen. Das Einzige, was ein Bioresonanzgerät messen kann, ist der Hautwiderstand, also die elektrische Leitfähigkeit der Haut. Dass es kribbelt und knistert, während der Patient die Elektroden in den Händen hält, liegt am schwachen Gleichstrom und den Verstärkern. Um das Prozedere plausibel zu machen, fallen wissenschaftliche Begriffe wie »Photonentheorie«, »Informationssystem« oder »Zellkommunikation«, die für den Laien oftmals weder verständlich sind noch etwas über die Wirksamkeit der Behandlung aussagen. In der Heilpraxis wird viel heiße Luft produziert.

Wie willkürlich die Diagnostik mittels Bioresonanztherapie ist, habe ich selbst erlebt. Nach einem Bioresonanztest bei einem Heilpraktiker war ich plötzlich laut Ergebnis auf über 30 Substanzen allergisch. Auf jede Menge Früchte, auf Sellerie, Ei, Milch, Soja, Weizen, Roggen, Gerste, auf Hausstaub, Gänsefedern, Kaninchen- und weitere Tierhaare, auf Histamin, Amalgam, Hefe, Elektrosmog und sogar auf das körpereigene Hormon Estradiol. Ich war heilfroh, dass nicht auch noch Wasser und Sauerstoff darunter waren. Die schiere Anzahl an Allergenen schien den Heilpraktiker nicht zu verwundern, ganz im Gegenteil, sie waren für ihn nur der Beweis für das von der Natur entfremdete Leben, für die unnatürliche Ernährung, für die Impfungen, für die moderne Medizin, einfach für alles, was nicht in sein zivilisationsfeindliches Weltbild passte. Sämtliche Allergien waren jedoch bereits durch mehrmalige und auch später wiederholte Prick-, Blut-, und Provokationstests beim Allergologen ausgeschlossen worden. Nach Urteil des Facharztes war ich auf keine der gängigen getesteten Substanzen allergisch. Laut Heilpraktiker konnte der Arzt natürlich nichts finden, denn die meisten Allergene würden unterhalb der klinisch testbaren Grenze ihr Unwesen treiben. Nur das hyperempfindliche Bioresonanzgerät könne aussagekräftige Befunde liefern. Die Schulmedizin sträube sich gegen derartige Errungenschaften, weil damit Medikamente überflüssig würden, erklärte der Heilpraktiker. Er würde bei mir eine »Invertierung« vornehmen, nämlich das gestörte Schwingungsmuster entstören. Dafür bediente er ein paar Regler, während ich zwei Elektroden in den Händen hielt. Anschließend empfahl er mir noch die Einnahme von Wasser, das er mit meinem nunmehr gesunden Schwingungsmuster aufgeladen hatte.

Wie immer nach einer heilpraktischen Behandlung ging es mir, abgesehen von anfänglicher Nervosität und Zweifeln, ein paar Tage lang besser – bis die Wirkung des Placebos nachließ. Aber vielleicht ist mein Schwingungsmuster auch einfach unrettbar gestört.

Heilpraktiker und Ärzte berechnen durchschnittlich zehn Euro pro getesteter Substanz, da kommen schon mal ein paar Hundert Euro für eine Bioresonanzbehandlung zusammen. Zurück bleibt ein verunsicherter Patient, der erst einmal damit zurechtkommen muss, dass er im Grunde auf das Leben allergisch ist. Im besten Fall merkt er bald, dass er es hier mit Humbug zu tun hat, im schlimmsten Fall werden Ängste geweckt und Diäten begonnen, die dann tatsächlich krank machen können.

Unseriöse Bluttests

Wer Bioresonanz als unseriös empfindet, kann dem Allergie-Wahnsinn dennoch auf den Leim gehen. Denn in der Alternativmedizin wird ebenfalls gerne auf Labordiagnostik zurückgegriffen. Und was scheint seriöser als das Ergebnis eines Bluttests? Bluttests bieten normalerweise eine Möglichkeit, Allergien zu identifizieren. Überreagiert das Immunsystem auf einen Stoff, dann bilden sich Antikörper, sogenannte Immunglobuline. Bei (Nahrungsmittel-)Allergien ist das Immunglobulin E (IgE) in höherer Menge im Blut nachweisbar. Die Menge des spezifischen IgE im Blut gibt Hinweise auf spezifische Allergien, z. B. auf Kuhmilch oder Haselpollen.

Seit einiger Zeit werden in paramedizinischen Kreisen Bluttests auf Immunglobulin G (IgG) angeboten. Damit sollen insbesondere unspezifische Beschwerden wie Müdigkeit, Unwohlsein oder Bauchschmerzen als »verzögerte Nahrungsmittelallergien« enttarnt werden. Der Test auf IgG ist ein Selbstläufer – weil er immer positive Ergebnisse liefert. Das liegt daran, dass der Körper stets IgG bildet, sobald er mit fremden Proteinen in Kontakt gekommen ist. Hierbei handelt es sich also um einen physiologischen und keinen pathologischen Prozess. Vereinfacht ausgedrückt: Die meisten Menschen, die schon einmal Milch konsumiert haben, werden das durch einen IgG-Test bestätigt bekommen. Ein erhöhter IgG-Spiegel verweist also mitnichten auf eine allergische Erkrankung, sondern im Gegenteil auf ein funktionierendes Immunsystem. Es gibt zwar einige Erkrankungen, wie die Farmerlunge oder die Zöliakie, wo der IgG-Test zur Diagnostik eingesetzt wird. Bei Letzteren handelt es sich jedoch nicht um allergische Erkrankungen.

Allergologen, Ernährungswissenschaftler und Verbraucherschützer warnen regelmäßig vor den IgG-Tests. Dennoch werben spezielle Labore, Heilpraktiker und leider auch Ärzte unverdrossen weiter mit diesem Test. Kein Wunder, schließlich spült so ein Test schnell mal einige hundert Euro auf die Konten der Anbieter. Sie nutzen damit die Verzweiflung der Patienten aus, die unter Nahrungsmittelunverträglichkeiten leiden. Zwar liefert der Bluttest auf IgE Hinweise auf Allergien, aber eben nur auf Allergien vom »Soforttyp«. Das heißt, wenn jemand allergisch auf Äpfel ist, so wird er das noch während des Verzehrs merken. Unverträglichkeiten und Pseudoallergien haben jedoch eine diffusere Symptomatik. Oftmals lassen sich kaum nennenswerte Mengen an Antikörpern im Blut finden. Daher ist der Leidensdruck groß, wenn die klassische Diagnostik im Angesicht hartnäckiger Beschwerden versagt. Und daher ist auch die Erleichterung umso größer, wenn ein Bluttest endlich Ergebnisse liefert. Nur dass der IgG-Test in die Irre führt und zur Folge hat, dass Patienten plötzlich wahllos auf Nahrungsmittel verzichten. Nicht selten verfügt man nach einem IgG-Test über eine Verbotsliste mit Aberdutzenden angeblich kritischer Substanzen. Wer blindlings eine Diät beginnt, kann schlimmstenfalls in eine Unterversorgung mit lebenswichtigen Vitaminen und Mineralstoffen geraten. Abgesehen davon, dass die Lebensqualität unter dem unnötigen Verzicht leiden wird.

Zentralorgan Darm

Der Darm ist das Lieblingsorgan aller Heilpraktiker. Unabhängig von Symptomen und anschließenden Therapien wird der Ursprung der meisten Beschwerden im Darm verortet. An meiner Heilpraktikerschule wurde gelehrt, dass am Anfang nahezu jeder heilpraktischen Behandlung eine »Darmreinigung« stehen sollte.

Ganz falsch ist die therapeutische Fokussierung auf den Darm nicht. Auch in der wissenschaftlichen Medizin avancierte der Darm in den letzten Jahren zum Superstar unter den

Organen. Die Zahl der Forschungsprojekte, Studien und wissenschaftlichen Publikationen allein zum Thema Darmbakterien ist in den vergangenen zehn Jahren sprunghaft angestiegen. Zu Recht, denn Einflüsse der Darmflora, man spricht heute von Mikrobiom, auf Gehirnfunktionen, psychische Verfassung und Immunstatus gelten inzwischen als erwiesen. Auch in den Medien scheint der Darm das Trendorgan schlechthin zu sein. Bücher über den Darm stürmen die Bestsellerlisten und behaupten sich dort erstaunlich lange, und neben dem Rücken dürfte der Bauch die am häufigsten auf Titelblättern abgebildete Körperregion sein (mal abgesehen von der weiblichen Brust, aber das ist ein anderes Thema).

Tatsächlich beginnt die Wissenschaft erst nach und nach zu verstehen, was sich in den circa fünf Meter langen Schlingen so abspielt. An die hundert Billionen Mikroorganismen bevölkern den Darm, das sind nicht nur zehnmal so viele Tierchen, wie wir Körperzellen besitzen, das sind auch ungefähr tausendmal mehr Lebewesen, als unsere Galaxie Sterne fasst. Die Forschung steht also vor gigantischen Aufgaben, schließlich sind die Erwartungen hoch. Man erhofft sich von der Entschlüsselung des Darm-Mikrobioms, also der Gesamtheit der Gene der Darm-Mikroorganismen, fundamentale Erkenntnisse zur Evolution, zur frühkindlichen Entwicklung, zur Krankheitsentstehung und zu neuen Therapien. Doch so wie Neurobiologen und Genforscher inzwischen eingestehen, dass die Hoffnungen in die Erforschung ihrer Gebiete mitunter überzogen sind, so warnen nun auch etliche Gastroenterologen vor allzu großen Erwartungen. Es gibt Unmengen an Hypothesen und mitunter vielversprechende Studienergebnisse. Dennoch werden viele Fragen auf lange Sicht ungeklärt bleiben, auch weil noch entsprechende Techniken fehlen, um über das unvorstellbar große Mikrobiom eine Übersicht zu bekommen. Man weiß sehr viel, man weiß aber auch sehr viel nicht. Daher warnen Forscher vor überzogenen Heilsversprechen.

So viel Demut kann man von Heilpraktikern nicht erwarten. Sie behaupten schlicht und einfach, dass sowohl Krankheit als auch Heilung im Darm ihren Ursprung haben. Zwar kommt dem Darm sehr wahrscheinlich eine Schlüsselfunktion bei der Entstehung verschiedener Krankheiten zu, auch ist im Darm der Großteil des Immunsystems angelegt. Aber solange die Mechanismen nicht vollständig entdeckt sind, lassen sich kaum gezielte Therapien in Angriff nehmen. Dennoch empfehlen Heilpraktiker bei Allergien, Hauterkrankungen, Rheuma, Depressionen und einer Vielzahl anderer Leiden unverdrossen weiter eine gründliche Renovierung des Bauchorgans. Alternativmedizinischen Annahmen zufolge belasten Pilze und Plaques den Darm und somit den gesamten Organismus. Die Schlussfolgerung ist bestechend simpel: Die Schädlinge müssen raus, das Zauberwort heißt »Darmsanierung«. Mittels Ballaststoffen, Einläufen, spezieller Diäten, Anti-Pilz-Mitteln sowie Glaubersalz und Globuli wird den Übeltätern zu Leibe gerückt. Nur wie unterscheidet das Homöopathikum die guten Pilze von den bösen?

Das braucht es gar nicht, denn bei der »Darmverpilzung« handelt es sich um eine erfundene Krankheit, die von der wissenschaftlichen Medizin nicht anerkannt wird. Wobei die »Darmverpilzung« nicht mit Mykosen bzw. Candidosen, wie sie mitunter nach Antibiotikabehandlungen oder bei Hormonumstellungen vorkommen können, verwechselt werden darf. Diese Arten des Pilzbefalls bedürfen keiner aufwendigen Diagnose und lassen sich sehr gut mit Antimykotika in den Griff bekommen.

Die von Heilpraktikern beargwöhnten Hefepilze (Candida albicans) gehören indes zur natürlichen, gesunden Darmflora. Fast alle Menschen werden von diesem Pilz besiedelt. Bei immunkompetenten Menschen hat der Nachweis dieses Pilzes also keinen Krankheitswert. Lediglich bei schwer vorerkrankten Patienten mit Störungen des Immunsystems können die Pilze gefährlich werden.

Beim Darm handelt es sich um ein komplexes Ökosystem, das nicht grundlos gereinigt werden sollte. Gerade die bei Heilpraktikern populäre Colon-Hydro-Therapie ist eine ziemlich rigide Form der Darmsäuberung. Dabei wird mittels eines Schlauchs Wasser in den Darm gepumpt. Oftmals wird das Wasser mit Kaffee, Essig und anderen Zutaten versetzt. In der Regel sind mehrere Durchgänge nötig. Nach Ansicht der Befürworter werden mit dem Darminhalt auch sogenannte »Schlacken« und »Plaques« herausgespült – vermeintlich krank machende Stoffe, die sich an den Darmwänden absetzen sollen. In der Wissenschaft gilt die Schlackenbildung als Humbug. Unverwertbare Stoffwechselprodukte werden permanent über Haut, Niere, Lunge, Leber oder Darm ausgeschieden. Erledigt der Körper das nicht mehr ordnungsgemäß, dann leiden wir unter deutlich dramatischeren Symptomen als Befindlichkeitsstörungen, dann sind wir sehr wahrscheinlich ein Fall für die Intensivstation. Allerdings sind Hersteller alternativmedizinischer Entschlackungspräparate sehr findig. Sie fügen ihren Präparaten z. B. das Gesteinsmehl Bentonit oder Pektine bei, die sich mit dem physiologischen Darmschleim verbinden und zu gummiartigen Ausscheidungen führen, die die Existenz von Schlacken vorgaukeln sollen.

Einen sanfteren Weg der Darmsanierung geht die »Symbioselenkung«. Hier wird nichts mutwillig ausgeschieden, sondern überflüssigerweise zugefügt, nämlich Bakterien. Im Darm leben Tausende verschiedener Mikroben, vor allem Bakterien. Bis zur Geburt ist der Darm ein (weitgehend) steriles Gebilde. Bei einer vaginalen Geburt beginnt die Besiedelung der Darmschleimhaut, nachdem das Köpfchen den Weg durch den Geburtskanal genommen hat. In den folgenden Lebensjahren wird der Darm von immer mehr Bakterienarten kolonisiert, die individuelle Darmflora entsteht. Ob und inwieweit sich die Zusammensetzung der Darmflora im Laufe des Lebens noch dauerhaft verändern lässt, ist wissenschaftlich umstritten.

Heilpraktiker hingegen behaupten, die Darmflora ließe sich entscheidend beeinflussen oder »lenken«. Sehr häufig wird in der Heilpraxis ein »Ungleichgewicht der Darmflora« diagnostiziert. Die Einnahme von Bakterienpräparaten sowie das Befolgen strenger Diäten sollen die Symbiose der Darmflora wiederherstellen. Nur, woher will der Heilpraktiker wissen, wie dieses Gleichgewicht auszusehen hat? Die Bakterienbesiedelung fällt von Mensch zu Mensch unterschiedlich aus, man spricht sogar von einer Art mikrobiologischem Fingerabdruck. Es ist nach wie vor strittig, wie eine gesunde Darmflora auszusehen hat, da die genetische Vielfalt überaus groß ist. Derzeit ist es technisch nicht machbar, von jedem Patienten das Mikrobiom des Darmes zu entschlüsseln. Somit sind auch gezielte Einflussnahmen auf die Darmflora, etwa durch Ernährungsweisen, eher spekulativ. Manchmal hat man Glück, und eine Ernährungsumstellung bringt eine Besserung der Symptomatik. Auch kann eine Kur mit Pro- bzw. Präbiotika zu einer Besserung der Symptomatik führen. (Probiotika sind lebensfähige Mikroorganismen, Präbiotika dienen als Futter für die bereits vorhandenen »guten« Darmbakterien.) Allerdings sollte man sich vor der Einnahme seriös beraten lassen, um auch nachweislich wirksame Präparate zu erwerben. Gerade Nahrungsergänzungsmittel, die auf naturheilkundlichen Seiten beworben werden, enthalten oftmals Bakterien, die das Säurebad des Magens gar nicht heil überstehen. Probiotika haben den Ruf, harmlos zu sein. Manchmal haben sie jedoch fatale Folgen. Bei immungeschwächten Menschen oder Frühgeborenen können Probiotika die Darmbarriere überwinden und ins Blut gelangen, was in seltenen Fällen tödlich ausgehen kann.

Zu den Themen Darmbesiedlung und mikrobiotische Therapie besteht noch viel Forschungsbedarf. Auch wenn feststeht, dass zahlreiche Erkrankungen mit Veränderungen der Darmflora einhergehen, weiß man nicht genau, ob diese Veränderungen Ursache oder Wirkung der Erkrankung sind. »Kausale

Zusammenhänge noch nicht belegt« und »bislang nicht ausreichend erforscht« sind die häufigsten Einschränkungen, die man in wissenschaftlichen Texten zur Erforschung des Darms liest. Das ist ernüchternd, schützt aber auch vor überzogenen Erwartungen.

Leaky Gut: die »Mutter aller Krankheiten«

Ins Reich der kreativen Krankheitserfindungen rund um den Darm gehört auch das »Leaky-Gut-Syndrom«. Dieses Krankheitsbild taucht in keiner seriösen medizinischen Publikation auf. Ganz anderes sieht es in alternativmedizinischen Kreisen aus. Dort spielt das Leaky-Gut-Syndrom eine große Rolle. Als Ursache für den »leckenden« Darm wird eine Dysbiose, das heißt ein gestörtes Gleichgewicht zwischen den Bakterienarten im Darm, angenommen. Eine dauerhafte Fehlbesiedelung der Darmflora soll angeblich die Darmwände schädigen und für Toxine durchlässig machen. Die Giftstoffe gelangten somit in den Blutkreislauf und setzten eine zerstörerische Kaskade in Gang. Von Alzheimer bis Zöliakie sollen fast allen Krankheiten durch den löchrigen Darm ausgelöst werden. In paramedizinischen Kreisen wird das Leaky-Gut-Syndrom gar als »Mutter aller Krankheiten« apostrophiert. In der wissenschaftlichen Medizin wird die Existenz dieser Erkrankung jedoch bezweifelt.[17] Zwar kann die Durchlässigkeit der Darmbarriere pathologisch erhöht sein, wie es bei Morbus Crohn und Colitis ulcerosa der Fall ist. Dass allerdings nahezu jede Erkrankung durch diese Störung ausgelöst wird, gilt als unbewiesen.

Die evidenzbasierte Medizin stützt sich auf Forschung. Und mitunter ergeben sich mehr Fragen als Antworten. Da haben es Heilpraktiker besser. Für sie haben Spekulationen den Status erwiesener Annahmen. Man muss sich fragen: Was hätten Mediziner davon, wenn sie die tatsächliche Existenz des »Leaky-Gut-Syndroms« leugneten, wie Alternativmediziner unterstellen mögen? Die Antwort: nichts. Ganz im Gegenteil: Wäre das Leaky-Gut-Syndrom nachweisbar, hätte man eine Diagnose für alle möglichen Symptome zur Hand. Das wäre zu schön, um wahr zu sein.

Heilpraktiker haben selbstverständlich recht mit der Annahme, dass dem Darm eine entscheidende Rolle für unser Wohlbefinden zukommt. Und selbstverständlich gibt es eine Reihe an Beschwerden, die eine Begutachtung des Darmzustandes erforderlich machen. Die übergroße Bedeutung, die Heilpraktiker dem Darm zusprechen, schreit aber gerade danach, dass man die Therapie eines solch komplexen Organs besser Experten anvertrauen sollte, nämlich Gastroenterologen. Nur sie verfügen über die Kompetenz, Symptome und Laborwerte zu einer verlässlichen Diagnose zu verknüpfen und wirksame Therapien einzuleiten.

Abwehrzauber

Auch anhand des Immunsystems lässt sich zeigen, wie in der Paramedizin Körpervorgänge missverstanden oder uminterpretiert werden. Das Immunsystem regelt die Abwehrschlachten unseres Körpers gegen zerstörerische Eindringlinge. Spezialisierte Zellen, Proteine und Organe sorgen dafür, dass pathogene Bakterien, Viren, Pilze und andere Fremdkörper unschädlich gemacht werden. Dieses Zusammenspiel ist hochkomplex und immer noch Gegenstand immunologischer Forschungen.

Neben dem Darm messen Heilpraktiker insbesondere dem Immunsystem eine große Bedeutung zu (beides hängt allerdings auch eng miteinander zusammen). Die »Immunschwäche« zählt zu den Standarddiagnosen beim Heilpraktiker. Im selben Atemzug wird dann meist von der »Aktivierung der Selbstheilungskräfte« gesprochen. Die Diagnose »Immunschwäche« wird häufig aufgrund eines unklaren Beschwerdebilds des Patienten gestellt, dazu zählen u. a. Erschöpfungszustände und Infektanfälligkeit, sie wird jedoch auch als Ursache schwerer Erkrankungen wie Krebs und Multiple Sklerose herangezogen. Verfahren wie »Umstimmungstherapien«, »Reiz-und Regulationstherapien«, Vitaminkuren und spezielle Diäten sollen dem Immunsystem auf die Sprünge helfen. Dabei wird von einer sehr simplen Annahme ausgegangen. Nämlich davon, dass das Immunsystem geschwächt und demzufolge geboostert werden könne, was wiederum zu einer Verbesserung des Wohlbefindens führen soll. Diese vermeintliche Kausalkette hat jedoch einige Plausibilitätstücken.

Erstens lässt sich nicht einfach durch Irisdiagnostik, Kinesiologie oder andere naturheilkundliche Methoden feststellen, ob ein Immunsystem tatsächlich geschwächt ist. Dazu bedarf es einer umfassenden fachärztlichen Diagnose. Angeborene Immunschwächeerkrankungen sind zudem selten im Vergleich zur üblichen Infektanfälligkeit. Die »Primären Immundefekte« (PID) kommen bei geschätzt 1 auf 2000 Menschen vor. Diese Erkrankungen – derzeit werden etwa 300 Gendefekte unterschieden – bedürfen einer aufwendigen medikamentösen Therapie und gehören dementsprechend in die Hände von »echten« Immunologen. Neben den angeborenen Immundefekten gibt es die Autoimmunerkrankungen, wie z. B. rheumatoide Arthritis, Typ-1-Diabetes und Multiple Sklerose. Bei diesen Erkrankungen ist die Eigenregulation des Immunsystems gestört, und es kommt zu Angriffen auf gesundes Gewebe. Es handelt sich um schwerwiegende Erkrankungen, an denen nicht immunsteigernd herumgefuhrwerkt werden sollte.

Zweitens: Eine erhöhte Infektanfälligkeit ist nicht zwangsläufig therapiebedürftig. Manche Menschen haben eine Disposition zu Erkrankungen der Atemwege, neigen z. B. zu häufigem Schnupfen und Husten. Nur in Ausnahmefällen, nämlich wenn Beruf- und Privatleben extrem unter den krankheitsbedingten Ausfällen leiden, kann der Versuch einer immunstimulierenden Therapie unternommen werden. In der Regel kommen Bakterienlysate oder Ribosomenpräparate zum Einsatz, da lediglich bei diesen Produkten überhaupt ein therapeutischer Effekt erzielt werden könne, wenn dieser auch weit hinter den Erwartungen des Patienten zurückbleibe, so Prof. Dr. Volker Wahn vom Immundefektzentrum der Charité. Und weiter: »Man muss sich bewusst sein, dass derzeit keine einzige Doppelblindstudie den Effekt der Immunstimulanzien in einer Form belegt, dass daraus eine ›Indikation‹ abzuleiten wäre.« Auch für das beliebte und heftig umworbene Echinacea zeigte sich in Doppelblind-Studien bislang kein überzeugender Effekt.

Drittens: »Ein ›Mehr‹ einer immunologischen Leistung ist nicht gleichbedeutend mit einem ›Besser‹ für den Patienten.« Zum einen, weil die Immunmodulation in vielen Fällen schlicht wirkungslos bleibt. Zum anderen, weil mit einer Immunstimulation mitnichten automatisch positive Reaktionen verbunden sind. Es sind durchaus ernst zu nehmende Nebenwirkungen beschrieben.[18]

Bei der paramedizinischen Immunmodulation spielen »ausleitende Verfahren« eine große Rolle. Diesen Praktiken liegt die Vorstellung zugrunde, dass »schädliche Stoffwechselprodukte« dem Körper ausgetrieben werden müssten, um das Immunsystem wieder reaktionsfähig zu machen. Oft wird behauptet, eine erfolgreiche »Ausleitung« sei die Grundvoraussetzung für die eigentliche naturheilkundliche Therapie. Während die konventionelle Medizin immer nur an den Symptomen herumdoktere, setze die Alternativmedizin an den Ursachen an. Ausleitende Verfahren haben ihren Ursprung in der antiken Humorallehre, nach der Krankheiten auf ein Ungleichgewicht der Körpersäfte zurückzuführen seien. Der altgriechische Gelehrte Hippokrates (460–370 v. Chr.) entwickelte die Viersäftelehre, der zufolge schwarze und gelbe Galle, Schleim sowie Blut den

Organismus steuern. Die Humoralpathologie war von der Antike bis ins 19. Jahrhundert hinein die Basis der Medizin. Erst Rudolf Virchow brachte mit der Zellularpathologie in den 1850er-Jahren den bahnbrechenden Paradigmenwechsel in der Medizin. Die Zellularpathologie ging von einer zellulären Organisation des menschlichen Körpers aus. Krankheiten gründeten demnach auf Störungen der zellulären Abläufe. Mit der Zellularpathologie entwickelte Virchow eine naturwissenschaftliche Krankheitslehre und befreite Körpervorgänge und Medizin aus dem Dunstkreis des Spekulativen. Virchow erlangte damit Weltruhm. Auch wenn die Molekularbiologie die Zellularpathologie längst abgelöst hat, so bilden Virchows Erkenntnisse noch immer das Fundament der modernen Medizin.

Der *Leitfaden Naturheilkunde*, ein Standardwerk für Heilpraktiker, versucht dennoch die Vorstellung der Viersäftelehre zu retten, indem auf »hervorragende mittelalterliche humoraltherapeutische Ärzte, die ihr Wissen in unzähligen Schriften überliefert haben«,[19] hingewiesen wird. Das ist nichts als Blendwerk. Es werden weder Namen noch Schriften genannt, es wird nur eine inhaltsleere Behauptung aufgestellt. Heilpraktiker beziehen sich oft und gerne auf vormoderne Heiltraditionen. Natürlich würde kaum ein Heilpraktiker moderne medizinische Erkenntnisse leugnen. Aber allzu gerne macht man es sich in irrationalen Weltbildern bequem und suggeriert, dass früher, ohne die moderne Apparatemedizin, vieles besser gewesen sei. Das ist so, als würde man die kopernikanische Wende in Frage stellen und behaupten, die Idee von der Erde als Mittelpunkt des Universums sei besser, sanfter, natürlicher (und natürlich nebenwirkungsärmer).

Auch wenn Heilpraktiker sich auf die antike Humoralpathologie berufen, so hat das oftmals eine eher nostalgische Note. Ganz im Gegensatz zum »System der Grundregulation«, das der österreichische Arzt Alfred Pischinger in den Fünfzigerjahren entwickelte und das maßgeblich zum alternativmedizinischen Bild vom Gleichgewicht bzw. Ungleichgewicht des Organismus beigetragen hat. Trotz des wissenschaftlichen Anspruchs der Schriften Pischingers konnte sich sein Prinzip eines »Grundsystems« in der wissenschaftsbasierten Medizin nicht etablieren. Zwar ist die »Grundsubstanz« ein medizinischer Begriff, der die extrazelluläre Matrix, also das Füllmaterial zwischen den Zellen, beschreibt. In dieser Substanz findet u. a. der Transport von Stoffwechselprodukten, Sauerstoff und Zellen des Immunsystems statt. Zweifelsohne eine wichtige Funktion. Aber ob die Grundsubstanz *die* universelle Bedeutung hat, die Pischinger und viele Alternativheiler ihr zusprechen, darf bezweifelt werden. Denn neben der extrazellulären Matrix gibt es weitere Regelkreise, die die Körperfunktionen steuern – und in einem lebenserhaltenden Gleichgewicht halten. So ist es unabdingbar, dass u. a. Blutdruck, Körpertemperatur, Atmung und Blutzuckerspiegel auf einem konstanten Niveau bleiben. Kommt es zu Entgleisungen, liegen notärztlich behandlungsbedürftige Zustände vor. Ein Heilpraktiker kann in diesen Fällen nichts ausrichten.

Diffuse Symptome müssen nicht mit einem geschwächten Immunsystem oder gar der Grundsubstanz zusammenhängen. Natürlich können Störungen im Interzellularraum Krankheiten verursachen. Wie aber hier eine Schröpfkur einen immunmodulatorischen Effekt erzielen soll, bleibt schleierhaft. Wenn Heilpraktiker von einem »gestörten Grundsystem« reden, dann lässt das Patienten aufhorchen. »Gestörtes Grundsystem« klingt halbwissenschaftlich nach Stress, schlechter Ernährung und allem, was das Immunsystem sonst noch schwächen kann. Dem sollen die ausleitenden Verfahren heilsam entgegenwirken.

Nach dem österreichischen Arzt Bernhard Aschner (1883–1960) werden sie auch als Aschner-Verfahren bezeichnet. Zu den ausleitenden Verfahren zählen u. a. Aderlass, Baunscheidtieren (s. u.), Blutegelbehandlung, Cantharidenpflaster, Erbrechen und Abführen, Schröpfen, Schwitzkuren und Wickel. Dass diese Verfahren alles andere als sanft und nebenwirkungsarm sind, verhehlt nicht einmal der *Leitfaden Naturheilkunde*. Darin heißt es, derlei Anwendungen erforderten einen »gewissen therapeutischen Mut«[20].

Auch der Patient darf nicht zimperlich sein, wenn ihm wie beim blutigen Schröpfen mit einer Lanzette die Haut eingeritzt und mittels der Schröpfgläser Blut abgezapft wird. Anschließend entwickeln sich an den Schröpfstellen beeindruckende Hämatome und ordentliche Schmerzen. Nach Vorstellungen von Heilpraktikern soll durch den Schmerzreiz sowie durch den Blutverlust das Grundsystem in Balance gebracht und das Immunsystem angeregt werden. Ähnliches erhofft man sich vom nicht weniger martialischen Baunscheidt-Verfahren. Hier wird mittels eines Nadelinstruments die Haut traktiert. Das ermutigend als »Lebenswecker« bezeichnete Gerät soll bewusst eine großflächige Reizung der Haut hervorrufen, hauptsächlich auf Nacken und Rücken. Die gestichelten Stellen werden anschließend mit einem speziellen Öl behandelt. Innerhalb der nächsten Stunden und Tage erhofft man sich »richtige Eiterungen durch Konfluieren der Pusteln und ein erhebliches Krankheitsgefühl wie bei Grippe und Fieber«, so der *Leitfaden*.[21] Diese Reaktionen werden als »positives Zeichen der Reaktionsfähigkeit« gewertet. Das stimmt, denn wenn ein Körper so heftig reagieren muss, dann wurde ihm zuvor einiges angetan.

Der *Leitfaden Naturheilkunde* erklärt den immunologischen Effekt dieser Marter mit einer »Steigerung der Phagozytose«, das heißt einer gesteigerten Aufnahme extrazellulärer Partikel durch Phagozyten. Auch das stimmt. Allerdings in einem anderen Sinne als dem naturheilkundlichen. Zur Phagozytose, also Eliminierung von feindlichen Zellen, sind in erster Linie neutrophile Granulozyten, Monozyten und Makrophagen befähigt. Das alles sind weiße Blutkörperchen, allesamt

Teil des angeborenen unspezifisch-zellulären Immunsystems, der ersten immunologischen Abwehrlinie. Wir brauchen sie etwa, um Hautwunden wieder zu reparieren und eine beginnende Infektion zu bekämpfen. So wie es z. B. nach der Baunscheidt-Behandlung vorkommen kann. Dass infolge dieses zellulären Reparaturmechanismus aus einem geschwächten Menschen ein gestärkter hervorgeht, ist kaum vorstellbar. Eine wissenschaftliche Begründung fehlt ohnehin, wie der *Leitfaden Naturheilkunde* sogar eingesteht: »Spezielle Forschungsergebnisse hierzu existieren leider nicht.«[22]

Blutiges Schröpfen wie Baunscheidt-Verfahren verursachen Verletzungen und schlimmstenfalls Infektionen, aber sicher kein gestärktes Immunsystem. Die Frage ist, ob Heilpraktiker überhaupt das von Immunologen präzise definierte Abwehrsystem meinen. Immerhin fällt im Zusammenhang mit der Immunstimulation auch oft der Begriff der »Energetisierung«. Kohlenstoff- und Geisterwelt prallen in der Paramedizin ohnehin oft aufeinander. Am Ende spielt es keine Rolle, was gemeint ist, da Heilpraktiker über die Gabe verfügen, beide Welten plausibel zu verquicken. Für medizinische Laien ist es kaum möglich, Humbug von Medizin zu unterscheiden, wenn von »Noxen, Toxinen und Tonika«, von »Störfeldern, insuffizienter Clearance, Feinstofflichkeit und Konstitutionsumstimmung« die Rede ist. Um dem Ganzen einen wissenschaftsmedizinischen Anstrich zu verleihen, heißt es, die ausleitenden, entgiftenden, energetisierenden Verfahren würden eine Verbesserung des Bindegewebsstoffwechsels und eine Immunstimulation hervorrufen. Es würden ferner Entzündungsmediatoren freigesetzt und Reflexzonen aktiviert. Das stimmt in gewissem Maße sogar, ist aber nicht mehr als eine Reaktion auf das (schmerzhafte) Prozedere. Heilpraktiker verwenden oft den Begriff »tonisierend«, wenn eine Behandlung einfach wehtut. Zu einer messbaren Leistungssteigerung des Immunsystems führt das alles nicht. Eine etwaige Besserung des Wohlbefindens hat nichts mit dem Immunsystem zu tun. Diese lässt sich auch mit Placebos und gutem Zureden erreichen.

Die Alternativmedizin verfügt über eine kleine Nische, in der sie gute Dienste leisten kann. Nämlich dann, wenn sie als Klassische Naturheilkunde daherkommt. Wenn auf energetische, kosmische und feinstoffliche Sperenzien verzichtet und stattdessen auf Pragmatismus gesetzt wird. So können Kneippanwendungen, Bewegungstherapien und allgemein gesunde Lebensführung dazu beitragen, dass der Körper widerstandsfähiger wird. Zwar ist auch bezüglich der Kneippkuren die Forschungslage dünn und zeigt zum Teil negative Ergebnisse, sie ist aber nicht so hoffnungslos wie bei Homöopathie, Bioresonanz, ausleitenden Verfahren und dergleichen. Immerhin gibt es einige Studien, die darauf hindeuten, dass Wechselduschen und Kneippkuren die Erkältungsraten sinken lassen. Anderen Forschern zufolge gibt es keine ernst zu nehmende wissenschaftliche Studie, die tatsächlich abhärtende Effekte auf das Immunsystem nachweisen kann. Dennoch bestätigen auch die Zweifler die positiven Effekte von Kälte- und Wärmereizen. Regelmäßiges Saunieren führt u. a. zu einer verbesserten Thermoregulation, wodurch der Körper besser auf Hitze und Kälte reagieren kann. Einig sind sich aber alle Mediziner darin, dass noch erheblicher Forschungsbedarf besteht, ehe man zuverlässige Aussagen über die Bedeutung von nicht medikamentösen immunstimulierenden Maßnahmen machen kann.

Daher sollte nicht bedenkenlos herumgedoktert werden. Auch infektanfällige Kinder müssen nicht immunstärkend therapiert werden – weder von Heilpraktikern noch von Ärzten. Infektanfälligkeit ist in der Kleinkindzeit etwas völlig Normales. Bis zu acht leichten Infekten pro Jahr gelten bei Kindergartenkindern noch als unbedenklich. Dass es an den elterlichen Nerven zerrt, ist etwas anderes. Vielleicht ist es ein Trost, dass es Hinweise gibt, denen zufolge gehäufte virale Infekte in der frühen

Kindheit vor späterem Asthma und Allergien schützen können. Neben leichten Infekten sind Impfungen nach wie vor die besten Stimuli für das Immunsystem. Viele Heilpraktiker und Impfgegner argumentieren, wie wunderbar es für das kindliche Immunsystem sei, wenn es schwere Infektionserkrankungen wie Masern und Keuchhusten durchgemacht habe. Ein gefährlicher Irrtum. Masern sind zum einen lebensgefährlich, zum anderen schwächen sie das Immunsystem auf Jahre hinaus, wie jüngste Studien belegen.[23] Auch nach überstandener Krankheit ist der Körper auf lange Zeit anfällig für Infektionen. Denn das tückische Masernvirus sorgt dafür, dass die Gedächtniszellen des Immunsystems ihre Erinnerung verlieren. Das heißt, die bis dahin mühselig erworbene Immunität ist hinüber. Hier offenbart sich auch die verquere Logik von Heilpraktikern. Auf der einen Seite versuchen sie, das Immunsystem mit fragwürdigen Methoden zu stimulieren, lehnen auf der anderen Seite aber Impfungen, die die Entwicklung einer ganz spezifischen Immunität fördern, vehement ab. Kein Kind muss potenziell tödliche Krankheiten durchmachen, um ein gesundes Immunsystem zu erlangen. Mit Schnupfen und Husten wird dieses in den ersten Lebensjahren ganz gut auf Trab gehalten.

In unseren Breiten gilt für Kinder und Erwachsene die Trias aus Bewegung, Schlaf und Mischkost (mit der dem Immunsystem auch die notwendigen Vitamine und Spurenelemente zur Verfügung gestellt werden) nach wie vor als Goldstandard zur Erhaltung eines intakten Immunsystems. Preiswerter und schmerzloser kriegt man es sowieso nicht.

Was Heilpraktiker richtig gut können

Alle Heilpraktiker als Scharlatane und Kurpfuscher darzustellen wäre nicht gerechtfertigt. Die zweifelhafte Ausbildungssituation kompensieren viele Heilpraktiker mit zusätzlichen

Qualifikationen und viel persönlichem Engagement. Man kann Heilpraktikern viel vorwerfen, aber nicht, dass sie sich nicht genug auf ihre Patienten einlassen würden. Heilpraktische Behandlungen finden nicht nur in einer angenehmen räumlichen Situation statt, sondern auch in einer angenehmen Gesprächssituation. Die frühere homöopathische Ärztin Natalie Grams macht das therapeutische Setting der Homöopathie mitverantwortlich für die Beliebtheit und Wirksamkeit des Verfahrens. In ihrem homöopathiekritischen Buch »Homöopathie neu gedacht« nennt sie »Zeit, Empathie und Zuwendung« als zentral für die Erfolge von homöopathischen Therapien. Sie betont ausdrücklich, dass die Wirkungen nicht auf den homöopathischen Substanzen beruhen können. Allem Gerede von geistartigen Energien, Lebenskraft und Feinstofflichkeit erteilt Natalie Grams eine klare Absage.

Befragen und Berühren

Die Aspekte der homöopathischen Anamnese lassen sich ohne Weiteres auf heilpraktische Befunderhebungen übertragen. Sowohl homöopathische Ärzte als auch Heilpraktiker befragen Patienten intensiv auf Körperliches, Emotionales, Mentales, Soziales, auf die Familien- und die Krankheitsgeschichte hin ab.[24] Eigentlich sind diese Punkte in abgespeckter Form auch Bestandteil jeder ärztlichen Anamnese. Aber im normalen Praxisbetrieb ist weder Zeit noch Geld für tiefe Grabungsarbeiten in der Lebensgeschichte des Patienten. Da hat es der Heilpraktiker besser. Er ist im Gegensatz zum Arzt an keine Gebührenordnung gebunden. Zwar gibt es eine Gebührenordnung für Heilpraktiker, die ist aber nicht rechtlich bindend. Heilpraktiker können ihre Honorare mit den Patienten frei vereinbaren. Die Stundensätze können je nach Behandlungsaufwand zwischen 20 und 100 Euro liegen. Für eine homöopathische Erstanamnese werden schon mal bis 250 Euro fällig. Der Heilpraktiker hat also viel gut vergütete Zeit, seine Patienten ausgiebig auf Herz, Nieren und den ganzen Rest zu prüfen. Vieles erscheint sinnvoll, wie Fragen nach Ernährungs- und Schlafgewohnheiten oder dem familiären und sozialen Umfeld. Anderes, wie Fragen nach Farbe, Geruch und Konsistenz aller möglichen Ausscheidungen von Nase bis After, etwas seltsam. Hier steht man wieder mit einem Bein in der antiken Humoralpathologie.

Von der heilpraktischen Anamnese heißt es, sie sei »ganzheitlich« angelegt, um mögliche Verbindungen und Ursachen für Gesundheitsstörungen zu ergründen. Das klingt für Patienten verlockend, hat aber ein großes Manko: Es werden oft rein spekulative und willkürliche Zusammenhänge konstruiert. Nebensächliches wird mit unangemessener Bedeutung aufgeladen. Der Patient wird sich womöglich fragen, was seine Vorliebe für sauer Eingelegtes mit seinem Ischiasleiden zu tun hat. Auch kann die Befragung in ein Sich-selbst-in-Frage-Stellen umschlagen. »Wie gut ertragen Sie längere Wartezeiten, z. B. an einer Bushaltestelle?« Wenn man, wie mutmaßlich 99 Prozent aller Menschen, die Frage mit »schlecht« beantworten muss, dann gerät man leicht in einen Gedankenstrudel: Ist meine Unduldsamkeit verantwortlich für meinen chronischen Schnupfen?

Einige der Fragen der heilpraktischen Erstanamnese gehen auch in den Bereich des Suggestiven. Insbesondere wenn es um Impfungen geht. Fragt ein Arzt nach dem Impfstatus, dann, um auf eventuelle Impflücken aufmerksam zu machen. Fragt ein Heilpraktiker nach Impfungen, dann ist das Teil der Diagnosestellung – und möglicherweise der Beurteilung des Patienten. Ich habe es persönlich erlebt, dass ein Heilpraktiker meine Impfungen als Auslöser für meine Beschwerden ausmachte. So etwas ist schlicht gemeingefährlich.

Es gibt keine heilpraktische Standard-Anamnese. Es gibt ja generell keine festgeschriebenen Standards für die heilpraktische Therapie. Jeder Heilpraktiker kann seinen Anamnesebogen nach seinen Vorlieben gestalten. Die heilpraktische Anamnese geht über die ärztliche Anamnese weit hinaus und bietet Raum für viel Spekulation. Was immer man jedoch im Einzelnen von der heilpraktischen Anamnese halten mag, sie hat vor allem eine vermittelnde Funktion. Sie gibt dem Patienten das Gefühl, mit all seinen Symptomen, Wesenszügen und Marotten ernst genommen zu werden.

Neben der heilpraktischen Anamnese spielt das heilpraktische Gespräch eine große Rolle in der Therapie. Die Nähe zum psychotherapeutischen Gespräch ist offenkundig. Heilpraktiker durchlaufen jedoch, wie bereits erwähnt, nicht zwangsläufig eine psychotherapeutische Ausbildung. Trotzdem dürfen Heilpraktiker als Psychotherapeuten arbeiten. Mit dem Erwerb der Heilerlaubnis bekommen sie die Befugnis, Psychotherapien anzubieten, wie bereits erwähnt, quasi gratis dazu. Selbst wenn sie nicht explizit Psychotherapien anbieten, ist das therapeutische Gespräch doch immer Teil der heilpraktischen Behandlung. Worauf die Qualifikationen des Heilpraktikers beruhen, ob auf Selbststudium, Kursen, »Trial and Error«, Lebenserfahrung oder Gefühl, spielt für den Gesetzgeber keine Rolle. Patientenschutz sieht anders aus.

Neben dem intensiven Befragen gibt es ein weiteres Alleinstellungsmerkmal von Heilpraktikern: das Berühren. Darin scheint mir überhaupt der Auslöser für Heilerfolge zu liegen. Heilpraktiker nehmen den Wortbestandteil »Praktiker« in ihrer Berufsbezeichnung sehr ernst. Heilpraktiker be*hand*eln im wahrsten Sinne des Wortes. Sie verrichten viel Arbeit am Patientenkörper.

Berührungsmethoden zählen zu den ältesten Heilmethoden. Massieren und Handauflegen werden in nahezu jeder Kultur als therapeutische Maßnahmen praktiziert. Seit einiger Zeit beschäftigt sich die Forschung eingehend mit dem Thema Haut und Berührung. Der Tastsinn hat sich in der Evolution als erster Sinn entwickelt, die Haut gilt daher als »Mutter der Sinnesorgane«. So können Babys zwar gehörlos und blind auf die Welt kommen, aber nie ohne Berührungssinn. Die Forschung weiß, dass liebevolle Berührung eine fundamentale Bedeutung für die frühkindliche Entwicklung hat. Lange Zeit wurde das unterschätzt, und in verschiedenen Epochen bzw. Religionsrichtungen war eine innige, auf Berührung basierende Eltern-Kind-Beziehung sogar verpönt. Tatsächlich aber ist Berührung ein Grundbedürfnis des Menschen. Der Berührungsreiz signalisiert dem Baby Zuwendung und Geborgenheit oder schlicht und ergreifend: Wir sorgen für dein Überleben. Brutpflege funktioniert bei keiner Spezies ohne Berührung. Experimente an Ratten zeigten, dass die Tiere ohne Körperkontakt verendeten. Urvertrauen ist also keine spirituelle Kategorie. Für Haptikforscher steht fest, dass Berührungen für alle Säugetiere unabdingbar für eine gesunde körperliche und seelische Entwicklung sind.

Das Zusammenspiel von Berührung und körperlicher Reaktion wird in den vergangenen Jahren u. a. mit neuesten Bildgebungsverfahren erforscht – auch in Hinblick auf therapeutische Maßnahmen. In der Haut befinden sich Millionen von berührungsempfindlichen Körpersensoren, die Signale an das Gehirn weitersenden. So führen Berührungen u. a. zur Ausschüttung von Oxytocin, dem Bindungshormon. Des Weiteren dämpft Berührung die Schmerzwahrnehmung, da taktile Reize die Verarbeitung von Schmerzen im Rückenmark hemmen. Auch ein durch Berührungen ausgelöster Anstieg von Serotonin wird für verbessertes Wohlbefinden verantwortlich gemacht. Allerdings gibt es nur wenige zuverlässige Untersuchungen darüber, wie dauerhaft die Schmerzlinderung anhält. Es ist nicht auszuschließen, dass Berührungstherapien vor allem den Placeboeffekt triggern. Für Massagen kann die klinische Forschung inzwischen grünes Licht geben. Eine direkte Wirkung auf das Immunsystem konnte nachgewiesen werden: Massagen regen die Produktion der natürlichen Killerzellen an.

Ein Großteil der heilpraktischen Verfahren geht mit Berührung und Körperkontakt einher. Ärzte berühren zwar auch, indem sie z. B. die Haut untersuchen. Berührung hat hier aber eher eine diagnostische Funktion. Heilpraktiker hingegen setzen Berührung vor allem therapeutisch ein. In vielen naturheilkundlichen Therapien – von Akupunktur über Schröpfen bis Osteopathie – läuft alles über taktile Reize. Und damit sind nicht in erster Linie Wirkungen der Nadeln, Instrumente oder Eingriffe gemeint, sondern *Hand*lungen. Berührung wirkt bindungsfördernd, vertrauensbildend. Das stärkt auch die Heilpraktiker-Patienten-Beziehung. Durch Berührung fühlen sich Patienten ernst genommen, angenommen. Dem liegen keine Zauberkünste zugrunde, sondern neuronale Mechanismen. Das über Körperkontakt vermittelte Zugehörigkeitsgefühl senkt nachweislich und messbar den Stresslevel. Ob Berührungen lediglich Begleiteffekt der Therapie sind (z. B. bei Akupunktur oder Kinesiologie) oder ob sie gezielt therapeutisch eingesetzt werden, wie bei Reiki, Shiatsu, Massagetechniken und manuellen Therapien, spielt daher keine entscheidende Rolle, wohl aber eine bedeutsame.

Gegen diese therapeutischen Maßnahmen wäre gar nichts einzuwenden, würden Heilpraktiker Berührungsmethoden nicht in die Schwurbelecke rücken. Anstatt sich auf nachweisbare physiologische Tatsachen zu stützen, ist hier wieder die Rede von »Lebensenergien«, »Energieflüssen«, »kosmischen Energien«, die übertragen bzw. entstört werden können. Insbesondere Reiki, Shiatsu, Therapeutic Touch und mitunter auch die Osteopathie arbeiten mit diesen esoterischen Vorstellungen von der Kraft der Berührung. Reiki-Meister behaupten, sie bzw. ihre Hände seien Kanäle für eine universal zirkulierende kosmische Kraft. Krankheiten seien auf gestörte Energieflüsse zurückzuführen und ließen sich durch eine Reiki-Gabe heilen. Beim Therapeutic Touch wird sogar auf das direkte Berühren verzichtet, stattdessen wandern die Hände in einigen Zentimetern Abstand über den Körper des Patienten hinweg. Auch hier sollen gestörte Energiefelder harmonisiert werden. Die Liste ließe sich fortsetzen mit einer Reihe vergleichbarer Therapien. Mit der Existenz von »bioenergetischen Feldern« ist es derweil wie mit der Existenz von Poltergeistern: Beides hängt vom Glauben ab. Und bei beiden spielt die Autosuggestion eine entscheidende Rolle.

Reiki und Co. können nicht nur subjektives Wohlbefinden auslösen. So kann es tatsächlich zu gesteigerten Wärmeempfindungen an den behandelten Stellen und auch am ganzen Körper kommen. Das hat aber nichts mit kosmischen Energien zu tun, sondern mit einer Blutdrucksteigerung. Diese kann auch durch eine unterschwellige Scham ausgelöst werden. Sind wir verlegen, dann erröten – und erwärmen – wir. Egal wie herzlich und vertrauensvoll die Beziehung zum Therapeuten ist, Berührungen sind ihrer Natur nach etwas Intimes. Dieses Bewusstsein ist stark verinnerlicht und lässt sich selbst durch ein nüchtern-therapeutisches Setting nicht vollkommen ausblenden.

Die wohltuende, entspannende Wirkung von therapeutischen Berührungen ist erwiesen. Aber man sollte sich der Grenzen bewusst sein. Tumoren verschwinden nicht durch Handauflegen. Ängste vielleicht schon, zumindest vorübergehend. Und das kann schon viel wert sein. Eine medizinisch-wirksame Therapie ersetzen Berührungsmethoden allerdings nicht. Sie können sie aber durchaus begleiten.

Was wirkt da eigentlich, wenn es wirkt?

Anhänger argumentieren, homöopathische und anthroposophische Mittel würden wohl kaum in Apotheken verkauft, wenn sie nicht wirkten. Leider hat das eine mit dem anderen nichts tun. Im Gegensatz zu sämtlichen anderen Medikamenten genießen Globuli und sonstige naturheilkundliche Mittel eine Art Narrenfreiheit. Während sich Medikamente in einer Reihe von langwierigen und kostenintensiven Studien als wirksam erweisen müssen, um eine Zulassung zu erhalten, sind Homöopathie, Anthroposophische Medizin und Phytotherapie von dieser Pflicht ausgenommen. Seit 1978 werden sie vom Bundesinstitut für Arzneimittel und Medizinprodukte als »Besondere Therapierichtungen« gelistet, deren Präparate lediglich registriert werden müssen. Daraus ergibt sich für sie gleich ein doppelter Vorteil: Ihre Entwicklung ist sehr viel günstiger als die von echten Medikamenten, und außerdem kommen sie durch die Apothekenpflicht in den Genuss der Glaubwürdigkeit. Inzwischen gibt es Initiativen wie das »Informationsnetzwerk Homöopathie«, ein Zusammenschluss von Ärzten, Wissenschaftlern, Journalisten und Homöopathie-Kritikern, die sich unter anderem gegen den Sonderstatus der Homöopathie im Arzneimittelrecht aussprechen.[25]

Nun aber zur Gretchenfrage der Paramedizin: Ist es überhaupt wichtig, wie sie wirkt, wenn sie wirkt?

Es gibt einen Unterschied zwischen dem Wirken der wissenschaftlichen Medizin und dem Wirken der Paramedizin. Es liegt nahe, sich auf die molekulare Ebene zu beziehen. Ein Medikament, z. B. das Schmerzmittel Ibuprofen, lässt sich im Blut nachweisen; es löst eine nachvollziehbare biochemische Wirkkaskade aus, indem es Enzyme hemmt, die für die Bildung von entzündungsvermittelnden Gewebshormonen verantwortlich sind. Bei einem Großteil der Weltbevölkerung werden nach Einnahme einer ausreichend dosierten Menge Ibuprofen Kopfschmerzen gelindert und Fieber gesenkt. Doch wie verhält es sich mit Globuli, Bachblüten oder Schüßlersalzen?

Nun, der Körper reagiert darauf wie nach dem Genuss eines Glases Leitungswasser: ziemlich entspannt. Wasser wird ohne Murren von den Zellen aufgenommen und über einen komplexen Vorgang gefiltert und am Ende wieder ausgeschieden. Wasser hat keine pharmakologische Wirkung und ist eines der wenigen Lebensmittel, gegen das keine Allergien bekannt sind (auch wenn sogar das von einigen Heilpraktikern behauptet wird). Nicht anders bei Globuli und Co: Da sie keine pharmakologisch nachweisbare Wirkung haben, werden sie einfach nur unproblematisch verdaut. Dieser Vorgang lässt sich natürlich biochemisch darstellen, schließlich haben Zucker (in Globuli, Schüßlersalzen), Wasser und Alkohol (in Bachblüten) auch hübsche Strukturformeln, aber eine pharmakologische Wirkkette setzen sie nicht in Gang. Das wäre ja auch ein Ding, wenn wir nach jedem Schluck Leitungswasser eine Wirkung verspürten, die über die Stillung des Durstgefühls hinausginge. Wenn sich pharmakologisch keine Wirkung der genannten Mittel nachweisen lässt, was wirkt dann, wenn Patienten meinen, ihnen hätten die Mittel geholfen? Man muss den Sektor der Wissenschaftlichkeit gar nicht verlassen, um nach Erklärungen zu suchen. Denn was sich tatsächlich biochemisch erklären lässt, ist der Placeboeffekt.

Schein und Sein: der Placeboeffekt

Man sagt das oft so dahin, etwas sei *nur* ein Placeboeffekt. Damit tut man aber allen unrecht: dem Therapeuten, dem Patienten, dem Medikament (von mir aus den Globuli) und vor allem dem Effekt. Trotz beeindruckender Forschungsergebnisse wird er noch oft auf Selbsttäuschung und Einbildung reduziert. Dass der Placeboeffekt aber biochemische Prozesse auslöst, die zu Wohlbefinden und Schmerzlinderung führen können, gilt inzwischen als unumstritten.

Zunächst einmal dienen Placebos der Überprüfung der Wirksamkeit pharmazeutischer Mittel. Eine optimale Arzneimittelstudie verläuft placebokontrolliert, doppelt verblindet und randomisiert. Das heißt, die Wirkung des pharmazeutisch wirksamen Medikaments (Verum) wird mit der eines wirkstofflosen Mittels (Placebo) verglichen. Beide Mittel sehen identisch aus und schmecken gleich. Ein Teil der Probanden erhält das Verum, die Vergleichsgruppe das Placebo. Weder Ärzte noch Probanden wissen, wer das Verum, wer das Placebo erhält. Daher nennt man eine solche Studie »doppelblind«. Die Kontrollgruppe wird über den Zufall bestimmt, z. B. ausgelost (»randomisiert«). Mit dieser Reihe an Kniffen wird einer sehr menschlichen Eigenschaft entgegengewirkt, nämlich der Beeinflussbarkeit. Zeigt sich beim Verum eine signifikant höhere Wirksamkeit gegenüber dem Placebo, so ist ein entscheidender Schritt zur behördlichen Zulassungsfähigkeit des Medikaments getan. Alle zugelassenen Medikamente mussten sich in Studien als wirksam, d. h. besser wirksam als ein Placebo, erweisen.

Homöopathische Mittel sind von dieser Pflicht ausgenommen. Sie dürfen in Apotheken verkauft werden, ohne ihre Wirksamkeit je unter Beweis gestellt zu haben. Was nicht heißt, dass nicht zig seriöse Doppelblindstudien zur Wirksamkeit von homöopathischen Mitteln durchgeführt wurden; allesamt ohne Hinweis auf Wirkungen, die über den Placeboeffekt hinausgingen.[26]

So weit zu Placebo und Medikamententest. Aber lassen sich über diese Mechanismen auch Wirkungen der Alternativmedizin erklären? Und zwar unabhängig, ob es sich um eine »medikamentöse« (Globuli usw.) oder taktile Therapie handelt? Da sich im Placebo keine Wirkstoffe befinden und sich dennoch Wirkungen zeigen, lassen sich sehr wohl Rückschlüsse ziehen. Für die meisten paramedizinischen Therapien konnten bis heute keine Wirksamkeitsnachweise erbracht werden. Ob Anthroposophische Medizin, Ayurvedische Medizin, Bachblütentherapie, Bioresonanz, Fußreflexzonenmassage, Geistheilung, Homöopathie, Kinesiologie, Kraniosakraltherapie, Neuraltherapie, Reiki, Sauerstoff-Mehrschritt-Therapie, Schröpfen oder Zelltherapie, um nur einige zu nennen, allen gemeinsam ist das Fehlen plausibler Wirkmechanismen, die mit den Naturgesetzen in Einklang zu bringen sind. Dass Patienten dennoch von einer Besserung ihrer Symptome berichten, liegt vor allem am Placeboeffekt. Wie schon gezeigt wurde, lösen Berührungen biochemische Reaktionen aus und führen infolgedessen zu Entspannung, Wohlgefühl, Stressreduktion. Man kann diese Wirkungen dem Placeboeffekt zurechnen. Besonders stark wirken Placebos, wenn ihre Verabreichung mit aufmunternden Worten und sorgsamen Gesten des Arztes oder Therapeuten verbunden sind. »Die Erkenntnisse deuten darauf hin, dass nicht allein positives Denken, sondern auch die schlichte Durchführung eines medizinischen Rituals einen signifikanten Nutzen haben könnte«, meint der US-amerikanische Placeboforscher Ted Kaptchuk.[27]

Besonders eindrücklich sind Forschungsergebnisse immer, wenn sie visualisiert werden können, d. h., wenn es blinkt und leuchtet, so wie es bei bildgebenden Verfahren der Fall ist. Dass Placebos den Hirnstoffwechsel beeinflussen, lässt sich im Magnetresonanztomografen veranschaulichen. Insbesondere die Auswirkungen der Neurotransmitter Dopamin und Endorphine lassen sich gut beobachten. Wenn man nun weiß, dass Dopamin bei Belohnungsgefühlen und Motivation eine Rolle spielt und Endorphine bei Schmerzlinderung und Euphorie, dann schließt sich der Kreis. Außerdem agieren sie auch noch kameradschaftlich, indem Dopamine die Ausschüttung von Endorphinen in den synaptischen Spalt begünstigen. Das alles ist wichtig, damit wir uns gut fühlen. Und wir fühlen uns immer dann gut, wenn wir Zuwendung erfahren, wenn uns jemand Zuversicht vermittelt. Schon die bloße Ankündigung einer (angeblich) schmerzlindernden Medikation regt die Dopaminaktivität an, wie sich im Tomografen erkennen lässt. Was mag dann erst passieren, wenn wir tatsächlich wohlwollend be*hand*elt werden! Die placebobedingte Ausschüttung der Neurotransmitter ist eng an zwei psychologische Mechanismen gekoppelt, nämlich an Suggestion und Konditionierung.

Ersteres hat mit einer positiven Erwartungshaltung und Neugierde zu tun. Schmerzforscher haben festgestellt, dass aufgeschlossene Schmerzpatienten stärker auf Scheinmedikamente reagieren als zurückhaltende. Den Zusammenhang schafft vermutlich der Botenstoff Dopamin: Eine hohe Konzentration lässt sich bei neugierigen Menschen finden. Dopamin ist auch der zentrale Botenstoff fürs Belohnungssystem. Die Erwartung nachlassender Schmerzen (z. B. durch ein Medikament) kann man als eine spezielle Form von Belohnung werten.

Sehr wahrscheinlich tragen auch die Gene einiges dazu bei, ob und wie stark wir auf Placebos reagieren. So gibt es Genvarianten, die empfänglicher für Placebos machen. Es sind bislang elf identifizierte Gene, die für die Signalwege von Nervenbotenstoffen verantwortlich sind, allen voran Dopamin. In einer Studie mit Reizdarmpatienten zeigten diejenigen mit hohen Dopaminwerten die stärkste Placebowirkung.[28]

Wenn man aufgeschlossen ist und davon ausgeht, dass eine Therapie hilfreich sein kann, dann wirkt der Placeboeffekt also umso stärker. Auch der gute Ruf des Therapeuten und der mitfühlende Umgang wirken sich biochemisch günstig aus. Ebenso der Preis des Medikamentes. Teure Präparate wirken besser. Auch kann das Einnahmeschema die Placebowirkung verstärken, so z. B., wenn der Patient dazu angehalten ist, das Medikament mehrfach täglich, in einem gleichsam rituellen Ablauf, einzunehmen. (So wie es bei Globuli der Fall ist.)

Da sind wir nicht mehr weit von der Konditionierung entfernt. Diese ist ein physiologischer Lernprozess, der auf oft wiederholten Erfahrungen beruht. Am populärsten ist in diesem Zusammenhang das Experiment mit dem Pawlow'schen Hund, dem schon dann die Spucke in der Schnauze zusammenlief, wenn er nur das Bimmeln des Glöckchens hörte, das die Fütterung gewohnheitsmäßig einläutete. Eigentlich sollte der Speichelfluss erst bei Nahrungsaufnahme angeregt werden. Aber das Experiment zeigte, dass allein die freudige Erwartung des hungrigen Hundes – getriggert durchs Glöckchen – ausreichte, damit ein physiologischer Vorgang ausgelöst wurde.

Die Erwartungshaltung ist – für Mensch wie Hund – fundamental für den Placeboeffekt. Positive Erwartungshaltung heißt: viel Dopamin. Und sie ist beim Heilpraktikerbesuch umso größer. Schließlich hat man ihn ganz bewusst gewählt, oftmals schon verknüpft mit einer positiv besetzten persönlichen Empfehlung. Nicht zuletzt mag auch der finanzielle Aspekt eine Rolle im Sinne eines Anreizes spielen, schließlich zahlt man die teure Behandlung aus eigener Tasche.

Besonders starke Placeboeffekte lösen invasive Verfahren aus, nach dem Motto: Je mehr gepikst wird, desto besser. Der erstaunliche, anhaltend schmerzlindernde Nutzen von Scheinoperationen am Knie ist gut dokumentiert. Auch die Wirkungen von Akupunktur und Neuraltherapie lassen sich somit erklären. Und vor allem auch, dass es keineswegs die Meridiane oder spezifischen Akupunkturpunkte sind, über die die Wirkungen erzielt werden. Schein-Nadelungen und Nadelung an beliebigen Körperstellen brachten ähnliche Ergebnisse wie die korrekte Ausführung. Eine Analyse, die 33 Studien zur Wirksamkeit von Akupunktur bei Spannungskopfschmerzen und Migräne verglich, bestätigte die Wirksamkeit von Akupunktur bei Kopfschmerzen. Allerdings war es egal, ob »echte« Akupunkturpunkte genadelt wurden oder wahllose Punkte. Beim Spannungskopfschmerz war die echte Nadelung der Scheinbehandlung zwar leicht überlegen, bei der schmerzintensiveren Migräne war es jedoch umgekehrt. Hier wurden mit der Scheinnadelung sogar bessere Ergebnisse erzielt als mit der echten.[29]

Verblüffenderweise wirken Placebos sogar, wenn der Behandelte in Kenntnis gesetzt wird, dass er ein Placebo erhält. So weit, so gut?

Nicht unbedingt. Zunächst einmal wäre da der dunkle Zwilling des Placeboeffektes, nämlich der Noceboeffekt. Das heißt, alle guten Wirkungen des Placebos können bei negativen Erwartungen wie Angst oder Misstrauen ins Gegenteil umschlagen. Schon ein besorgter Gesichtsausdruck des Arztes oder der Hinweis auf Nebenwirkungen können Heilerfolge unwahrscheinlicher werden lassen bzw. die Wirkung eines Medikamentes abschwächen oder verstärken. Nun gebietet es aber die ärztliche Ethik, dem Patienten die Fakten zu nennen. Wie so oft macht auch hier der Ton die Musik. Einfühlsame Worte, eventuell begleitet durch eine beruhigende Berührung, können den Noceboeffekt verringern.

Heilpraktiker sind da in einer vorteilhafteren Situation. Sie berufen sich stets auf »Natürlichkeit«, »Sanftheit«, das Fehlen von Nebenwirkungen. Das baut Ängste ab und schafft somit eine günstigere Ausgangslage. Außerdem gibt es in der Paramedizin sogar einen gewünschten Noceboeffekt: die ominöse »Erstverschlimmerung« unter einer homöopathischen Behandlung. Um die wundersamen Globuli, ihre angeblichen energetischen Kräfte, das Einnahmeschema, die strikte Verbotsliste und die magischen Wirkungen wird solch ein Bohei gemacht, dass manch ein Patient die Kügelchen ohnehin mit gemischten Gefühlen einnehmen mag. Da erfüllt der Hinweis auf die Erstverschlimmerung seine Funktion nur umso zuverlässiger. Denn Nebenwirkungen geben ja hier das durchaus wünschenswerte Signal: Das Medikament wirkt! Die Nocebo-induzierte »Erstverschlimmerung« trägt somit zur vermeintlichen Plausibilität der Homöopathie bei.

Eine weitere Schattenseite des Placeboeffektes: Placebos wirken nicht so umfassend wie pharmakologische Substanzen. Viele Medikamente wirken an mehreren Stellen im Gehirn. Gerade wenn es z. B. um die Aufrechterhaltung eines bestimmten Wirkstoffspiegels geht, dann sind Medikamente dem Placebo überlegen.

Eine vorübergehende Besserung, hervorgerufen durch Placebo, kann unter Umständen eine wirksamere Therapie hinauszögern. Ein Worst-Case-Szenario könnte so aussehen: Eine Patientin hat unspezifische Beschwerden, die durch einen bislang unentdeckten Tumor ausgelöst werden. Sie geht erst zum Arzt, dann zum Heilpraktiker, wird von Ersterem vertröstet bzw. vom Zweiten behandelt. Der Patientin geht es daraufhin, vermutlich placebobedingt, besser. Sofern der Tumor nicht spontan verschwindet – was sehr, sehr selten vorkommt –, geht nun wertvolle Diagnostik- und Therapiezeit verloren, in der die Krankheit unbehandelt fortschreitet. Selbst bei weniger dramatischen Erkrankungen kann die Placeboberuhigung somit unbeabsichtigt zur Chronifizierung beitragen. Nicht behandelte Schmerzen haben die Tendenz, sich zu verstetigen. Der Placeboeffekt kann auch ein Täuschungsmanöver des Körpers sein.

Der kanadische Psychologe Barry L. Beyerstein (1947–2007) befasste sich u. a. mit psychologischen Mechanismen wie Fehlschlüssen, Selbsttäuschungen und Wunschdenken. In seinem Essay »Warum falsche Therapien zu wirken scheinen«[30] nennt er den Placeboeffekt sowie Irrtümer und Täuschungen, die scheinbar heilsame Effekte vortäuschen können. Sie werden hier wiedergegeben und zum Teil erweitert.

Viele Krankheiten heilen von alleine aus

Sehr viele Erkrankungen verschwinden nach einer gewissen Zeit von selbst, abgesehen von schweren Infektionskrankheiten, chronischen Erkrankungen, malignen Erkrankungen oder Autoimmunerkrankungen. Daneben gibt es aber noch eine Reihe an (harmlosen) Infekten, Befindlichkeitsstörungen und Schmerzen, mit denen der Körper alleine fertig wird. Der Begriff »Selbstheilungskräfte« wird zwar von Heilpraktikern oft mythisch überhöht, hat aber inzwischen auch in der evidenzbasierten Medizin seinen Platz gefunden. Tatsächlich verfügt der Körper über Regulationsmechanismen wie z. B. das Immunsystem, die auch ohne fremdes Zutun funktionieren. Es ist also nicht zwangsläufig der Heilpraktiker, der heilt, sondern der eigene Körper.

Viele Krankheiten haben einen zyklischen Verlauf

Bei Arthritis, Neurodermitis, Multipler Sklerose, Migräne, Spannungskopfschmerzen, Rückenschmerzen, Allergien, Reizdarm und vielen weiteren Erkrankungen wechseln sich Verschlimmerung und beschwerdefreie Intervalle ab. In der Regel sucht man auf dem Gipfel der Beschwerden einen Arzt oder Heilpraktiker auf. Wenn auf die therapeutische Intervention eine Besserung folgt, dann macht man natürlich die Behandlung verantwortlich. In Studien zum Placeboeffekt gibt es oft eine Kontrollgruppe, die keinerlei Behandlung erfährt. Die Beschwerden bessern sich oftmals trotzdem signifikant.

Spontanheilung

Auch hier spielen verzerrte Wahrnehmungen eine Rolle. Immer wieder machen Geschichten von wundersamen Spontanheilungen bei unheilbaren Erkrankungen die Runde. Die Fälle von nachweislichen Spontanheilungen, z. B. bei Krebs, bekommen natürlich viel Aufmerksamkeit. Das täuscht darüber hinweg, dass sie so extrem selten vorkommen, dass es nicht einmal verlässliche Angaben gibt. Ältere Schätzungen gehen von einem Fall auf 100 000 Fälle aus. Insbesondere die »Neue Germanische Medizin«, eine rechts-okkulte Richtung der Naturheilkunde, wirbt mit Wunderheilungen bei Krebs. Bislang sind aber mehr Todesfälle durch die Neue Germanische Medizin dokumentiert als Spontanheilungen.[31]

Ein Großteil der Patienten, die einen Heilpraktiker aufsuchen, dürfte an Somatisierungsstörungen leiden. Bei diesem Krankheitsbild treten bei den Betroffenen mitunter schwere körperliche Beschwerden auf, für die keine hinreichenden organischen Gründe gefunden werden können. Patienten erhalten dann meistens die ärztliche Diagnose »psychisch bedingt«, so als sei das ein Trost. Dass man allerdings durch die Hölle geht, Jahre an Lebenszeit mit der maskierten Erkrankung vergeudet, habe ich am eigenen Leib erfahren. Auch, dass Ärzte ratlos und Heilpraktiker überengagiert sind. Viele Patienten haben jedoch mehr Glück als ich und erfahren unter einer heilpraktischen Therapie heilsame Effekte. Über die wohltuende Wirkung von Berührung und Zuwendung wurde ja schon berichtet. Wenn es jemandem, ganz gleich, unter welcher Therapie, besser geht, kann man schwer etwas einwenden. Dennoch soll hier auf einen Trugschluss aufmerksam gemacht werden.

Kaum ein Heilpraktiker würde psychische Ursachen leugnen, aber oftmals kommen Naturheilkundler ihren somatisierenden Patienten allzu sehr entgegen in deren Befürchtungen, sie hätten körperliche Erkrankungen, die von Ärzten nicht diagnostiziert werden konnten. Sehr schnell ist man dann wieder bei der »Fünf-Minuten-Medizin« und anderen (teils berechtigten) Vorurteilen gegen die so genannte Schulmedizin. Heilpraktiker halten den Verdacht, man würde unter unerkannten Störungen leiden, aufrecht, indem sie nach blockierten Energiekanälen, nach Vergiftungen, nach Geburtstraumata etc. fahnden. Irgendeine Erklärung wird schon in das Welt- und Selbstbild des Patienten passen. Wenn dann Besserung eintritt, ist die Welt wieder um eine Erzählung über die wundersame Kraft der Alternativmedizin reicher. Wenn die Genesung ausbleibt, wird das gerne verschwiegen. Niemand gibt gerne zu, dass er viel Geld für Hokuspokus ausgegeben hat.

Linderung versus Heilung

Wenn Beschwerden sich bessern, spricht man von Linderung. Heilung hingegen bedeutet die Wiederherstellung des Zustandes vor der Erkrankung. Bei Krebs spricht man von Heilung, wenn fünf Jahre nach Ende der erfolgreichen Therapie keine Rezidive aufgetaucht sind. Schmerzpatienten indessen empfinden Linderung oft schon als große Erleichterung. Schmerz ist ein komplexes Phänomen und eine enorme Herausforderung für Patienten und Mediziner. Idiopathische Schmerzen, also solche mit unbekannter Ursache, sprechen oft gut auf psychotherapeutische Maßnahmen und auch Placebobehandlungen an. Aber selbst chronische Schmerzen, die einen bekannten Auslöser haben, lassen sich mitunter durch derartige Therapien erträglicher machen. Das bedeutet immer eine Steigerung der Lebensqualität, aber nicht zwingend einen Einfluss auf die Krankheit selbst. Daher sollte nach Besserung durch eine alternativmedizinische Behandlung der Arzt nicht abgeschrieben werden. Schwerwiegende Krankheiten sollten immer ärztlich begleitet werden, da Rückfälle nie auszuschließen sind.

Überbewertung

Auch wenn die Paramedizin eine große Anhängerschaft hat, so wünschen die meisten Patienten eigentlich eine *komplementäre* Therapie. Das heißt, sie wollen gar nicht komplett auf die Wissenschaftsmedizin verzichten, sondern gerne eine *ergänzende* alternative Behandlung. Das Problem: Während Ärzte schon aus rechtlichen Gründen gezwungen sind, zu ihren Patienten ehrlich zu sein, und keine Heilung versprechen dürfen, neigen Heilpraktiker oft zu großen Versprechungen. So wird behauptet, man könne die »wahre« Ursache der Krankheit herausfinden und entsprechend therapieren. Tritt nun eine Besserung der Symptomatik unter einer *komplementären* Behandlung ein, so wird dem alternativmedizinischen Anteil oft ein unangemessen hoher Anteil am Behandlungserfolg zugesprochen. Das führt – siehe unten: anekdotische Evidenz – wiederum zu einer Überbewertung der Alternativmedizin.

Fehldiagnosen

Nicht nur Ärzte liefern Fehldiagnosen, auch Patienten neigen zu Fehleinschätzungen. Bekommt beispielsweise ein Patient, der unter unerklärlichen Symptomen leidet, die eigentlich wunderbare Diagnose »Keine Diagnose« bzw. »organische Gesundheit«, ist er womöglich beunruhigt und geht zum Heilpraktiker. Dort erfährt er Genesung von seiner vermeintlichen Erkrankung und wird jedem von diesem Wunder berichten. Etwas ernster liegen die Dinge bei schweren oder unheilbaren Krankheiten. Auch hier muss der Arzt ehrlich sein und dem Patienten, sofern es sein psychischer Zustand zulässt, eine statistische Prognose über die Heilungschancen oder die Lebenserwartung geben. Geht dieser Patient nun zum Heilpraktiker und lebt länger, als vom Arzt prognostiziert, so wird dieser Erfolg der Alternativmedizin zugeschrieben. Dabei sind statistische Abweichungen normal, außerdem kann kein Mensch den individuellen Verlauf einer Krankheit exakt vorhersagen.

Bessere Compliance

Heilpraktiker sind oft hochmotivierte, optimistische Persönlichkeiten mit großer Überzeugungskraft. Wenn ein Arzt gesunde Lebensführung anmahnt, empfinden dies Patienten oft als unüberwindbare Herausforderung. Entwickelt der Heilpraktiker – am besten gemeinsam mit dem Patienten – einen Plan zum Lebensglück, dann sind die Patienten plötzlich bereit, auf Zucker, Fleisch und Fernsehen zu verzichten. Während einer naturheilkundlichen Behandlung entwickeln viele Patienten eine bessere Compliance, d. h. eine kooperative Zusammenarbeit mit dem Therapeuten und Einsicht in seine Empfehlungen. Während Ärzte oft beargwöhnt werden, werden Heilpraktiker im Brustton der Überzeugung zitiert. Die Gründe für die Bevorzugung von Heilpraktikern sind vielfältig: Vordergründig spielen das vertrauensvolle, oft ungezwungene Verhältnis sowie eine erhöhte Motivation des selbst zahlenden Patienten eine Rolle. Aber auch das Weltbild spielt eine Rolle. Wenn man Politik und Pharmaindustrie ohnehin misstraut, dann findet man im Heilpraktiker oft einen Verbündeten.

Verzerrung der Realität

Menschen neigen dazu, sich die Realität mehr oder weniger zurechtzustutzen. So reden wir uns bereits getroffene Entscheidungen schön, auch wenn sie sich als falsch erweisen, wir erfinden Ausreden für unser Versagen, wir spielen Widrigkeiten herunter, relativieren oder leugnen Tatsachen, wenn sie stark im Widerspruch zu unseren Anschauungen stehen. Glauben und irrationale Überzeugungssysteme gehen oft einher mit einem besonders hohen Maß an Realitätsverweigerung. Was nicht heißt, dass nicht gleichzeitig ein Bewusstsein dafür vorhanden ist, dass man eventuell irrt. Die Psychologie nennt dieses Spannungsverhältnis »Kognitive Dissonanz«. Demnach versuchen wir die unangenehmen Gefühle, die durch den Widerspruch zwischen Erfahrung und Einstellung entstehen, durch Verzerrung der Tatsachen abzuschwächen bzw. auszublenden. Kognitive Dissonanzen erklären auch, warum sich Impfgegner selbst bei erdrückender Beweislast für den Nutzen von Impfungen vehement dagegen sperren. Je stärker die impfkritische Haltung ausgeprägt ist, desto weniger fruchten rationale Argumente. Nichts ist schwerer, als eine identitätsstiftende Überzeugung aufzugeben. Auch paramedizinische Therapien werden von Befürwortern unerschütterlich verteidigt, obwohl die vermeintlichen Wirkmechanismen nicht mit den Naturgesetzen zu vereinbaren sind. Beliebteste Ausflucht: Die Wissenschaft verfüge eben noch nicht über die Mittel, feinstoffliche Energien nachzuweisen. Erfolglose paramedizinische Behandlungen werden von Anwendern u. a. darauf zurückgeführt, dass man sich nicht genug darauf eingelassen habe oder dass die schulmedizinischen Eingriffe noch zu stark nachwirkten. Diese Mechanismen dienen auch dazu, die Selbstachtung zu wahren. Schließlich hat man schon eine Menge Zeit, Geld und Emotionen in das Gedankengebäude investiert.

Auch das »Gesetz der Gegenseitigkeit« (Reziprozität) führt zu einer verzerrten Beurteilung von Paramedizin. Dieser soziopsychologische Mechanismus besagt, dass Menschen besonders wohlwollend und zustimmend reagieren, wenn Menschen ihnen etwas Gutes tun. Man möchte jemanden, der sich um einen (insbesondere) therapeutisch bemüht, nicht enttäuschen und wird daher seine Behandlungen überbewerten, selbst wenn sie nur minimal wirken. Dass unsere Urteile also von unseren Gefühlen beeinflusst werden, ist zutiefst menschlich. Daher brauchen wir mitunter ein paar Weckrufe und Wachrüttler, die uns aus der Gemütlichkeit der gedanklichen Komfortzone herauslocken. Dafür sorgen wissenschaftliche Veröffentlichungen, Studien und Statistiken. Die unterschiedlichsten Disziplinen der Wissenschaft haben Methoden entwickelt, der Fehleranfälligkeit der menschlichen Wahrnehmung zu begegnen. Statistiken und klinische (Doppelblind-)Studien können Aussagen über medizinische Phänomene machen, ohne durch menschliche Fehlschlüsse zu sehr beeinflusst zu werden. Natürlich sind wissenschaftliche Studien nicht perfekt. Aber im Gegensatz zum orthodoxen System der Paramedizin ist die evidenzbasierte Medizin willens, Erkenntnisse in Frage zu stellen, Theorien weiterzudenken und nicht in starren Weltanschauungen zu verharren. Wobei ich einwenden möchte, dass auch die neuen Erkenntnisse nicht gleich bei allen Ärzten ankommen.

Das Gegenteil von wissenschaftlichen Studien ist die sogenannte »anekdotische Evidenz«: Der Freundin haben Globuli geholfen, dem Nachbarn Osteopathie und dem Kollegen Reiki. Das alles ist wünschenswert, doch sollte Klarheit darüber herrschen, dass weder Zauberei noch nachvollziehbare Wirkstoffmechanismen für die Besserungen verantwortlich sind, sondern Zeit, Zuwendung und weitere Interventionen, die die Placebowirkung unterstützen. Die anekdotische Evidenz beruht auf selektiver Wahrnehmung. Man überbewertet Dinge, weil man sie erwartet und erwünscht. Die Erwartungshaltung lässt sich sogar auf andere, etwa das kranke Kind, übertragen, man spricht dann im Falle einer Heilwirkung vom Placebo-by-Proxy, also Placebo durch Nahestehende: Man erhofft so sehr eine Wirkung, dass man automatisch mehr Betreuungsaufwand betreibt, der sich positiv auf das Wohl des Patienten auswirkt. Dazu kommt eine Überhöhung des Heilerfolgs, mag er auch noch so minimal ausfallen.

Noch mal: Jede Linderung ist erstrebenswert. Es geht nicht um eine Abqualifizierung von Heilerfolgen. Aber man sollte sich der biochemischen, physiologischen und psychologischen Mechanismen bewusst sein. Nur das schützt vor magischem Denken und esoterischer Verirrung.

5. »Da wird schon was dran sein«

Akupunktur und Co. auf dem Prüfstand

Warum wird eigentlich ausgerechnet in medizinischen Belangen das »Alte« und »Traditionelle« so positiv bewertet? Warum wird da überkommenes Wissen beschworen, als sei es der Weisheit letzter Schluss? In politischen, gesellschaftlichen und technischen Angelegenheiten käme doch niemand (bis auf sehr Wertkonservative) auf die Idee, längst Überwundenes zu verherrlichen: Diktaturen, Prügelstrafe, Kuppelparagraf. Niemand möchte sein Smartphone gegen eine Brieftaube tauschen. Aber wirksame Medikamente werden gerne gegen Zuckerkügelchen getauscht. Man vertraut auf rückwärtsgewandte Medizin, lehnt aber die »Schulmedizin« ab, weil sie angeblich akademisch-verschult, unflexibel und starr sei. Eine seltsame Logik. Zumal das Gegenteil der Fall ist: Die Paramedizin ist die wahre Schulmedizin. Sie beharrt auf Doktrinen, ist konservativ, lässt kaum Neuerungen zu. Ihre Anhänger glorifizieren ihre vermeintlichen Lichtgestalten ohne kritisches Hinterfragen. Samuel Hahnemann wird fast schon kultisch verehrt. Von Rudolf Virchow ist solches Fantum nicht bekannt. Manche der naturheilkundlichen Therapien hatten ihre Berechtigung zu der Zeit ihres Entstehens. Es sind aber inzwischen Jahrhunderte vergangen, und die Welt ist nun mal keine Scheibe.

Im Folgenden werden die am meisten verbreiteten alternativmedizinischen Methoden, die auch von Heilpraktikern angewandt werden, kritisch beleuchtet: Wo und in welcher Zeit entstanden sie? Wie konnten sie so populär werden? Sind sie plausibel, bzw. warum sind sie so unplausibel? Wie ist die Ausbildungssituation? Wie die aktuelle Studienlage? Und was zeichnet eigentlich seriöse Studien aus?

Akupunktur/Traditionelle Chinesische Medizin

Mit dem Fernen Osten werden oft Weisheit, Entspannung und gesunde Lebensführung verbunden. Seit einiger Zeit liegt Achtsamkeit voll im Trend. Ob Indien, Japan oder China, in Gesundheitsfragen wird die östliche Hemisphäre stark romantisiert. Akupunktur als Teilbereich der Traditionellen Chinesischen Medizin ist ein Beispiel für eine tatsächlich *komplementäre* Heilmethode, deren Wirksamkeit bei einigen Leiden als erwiesen gilt. Allerdings beruht die Wirksamkeit auf anderen Mechanismen, als Anhänger gerne glauben machen. Drei Dinge vorweg: Es gibt weder das Qi noch Meridiane. Der Placeboeffekt spielt eine große Rolle. Und die Traditionelle Chinesische Medizin (TCM) ist ein reines Kunstprodukt. Ihren Erfolg verdankt sie einer Mischung aus traditionellen Gesundheitspraktiken, maoistischer Propaganda und westlicher Verblendung.

Zur TCM gehören neben der Akupunktur Arzneien aus Pflanzen und anderen Naturprodukten, Moxibustion, Massage, Ernährungstherapie und Bewegungsübungen wie Qigong. Auch wenn die TCM erst in den Fünfzigerjahren entwickelt wurde, so reichen die Elemente über zweitausend Jahre zurück. Die chinesische Volksmedizin entstammt Zeiten, in denen es kaum anatomische und physiologische Kenntnisse gab. Da Leichenöffnungen im alten China verboten waren, entwickelten sich imaginäre Annahmen über den menschlichen Körper.

So lassen sich etwa die »Funktionskreise« nicht mit den tatsächlichen Organstrukturen gleichsetzen. Wenn die Niere schmerzt, hat das nicht zwangsläufig etwas mit dem Funktionskreis Niere zu tun. Archäologische Funde belegen für die Zeit 200 v. Chr. heilkundliche Verfahren in China. Eine große Rolle spielten pharmazeutische Produkte aus Natursubstanzen. Das Nadeln von bestimmten Punkten auf der Haut ist ab dem 2. Jahrhundert v. Chr. belegt.

Ab Mitte des 18. Jahrhunderts gab es in China offene Kritik an der Akupunktur, da sie nicht mehr mit naturwissenschaftlichen Erkenntnissen zu vereinbaren war. 1822 verlangte die Regierung unter der letzten Qing-Dynastie die Abschaffung der Akupunktur. Mit dem Ende der Monarchie, als China 1912 Republik wurde, mehrten sich die Forderungen nach einem Paradigmenwechsel in der Medizin. Die chinesische Medizin wurde zum Symbol für die Schwäche Chinas, dafür, dass das Land seit Jahrzehnten von westlichen Mächten gedemütigt wurde. Während die westliche Welt durch medizinische und technologische Fortschritte immer einflussreicher wurde, glaubte man in China noch immer an die naive Vorstellung von den Fünf Wandlungsphasen oder an die simplifizierende Yin-Yang-Lehre. So sahen es jedenfalls chinesische Machthaber wie auch Intellektuelle und verordneten ihrem Land einen Innovationskurs: weg vom alten Budenzauber, hin zur modernen Wissenschaft. Die traditionellen Ärzte wurden in Büchern und Karikaturen der Lächerlichkeit preisgegeben. Doch so einfach ließ sich die medizinische Tradition aus dem Volk nicht austreiben. Ein geplantes Verbot der alten Heilweisen konnte nicht durchgesetzt werden. Ein Grund war auch, dass es in den weiten ländlichen Regionen kaum Ärzte gab. Man war auf sogenannte Barfußärzte angewiesen, die von Dorf zu Dorf zogen und die Patienten mit primitiven Techniken behandelten. Die Barfußärzte verfügten über keine medizinische Ausbildung, sie behandelten vor allem mit Kräutern und Akupunktur.

Maos Vision

Als China 1949 Volksrepublik wurde, änderte sich unter Mao Tse-tung die Haltung zur chinesischen Medizin erneut. Mao, der nach Aussage seines Leibarztes selbst nicht an die chinesische Medizin glaubte, verstand es, sie zu rein propagandistischen Zwecken zu nutzen. So verkaufte er eine Notlösung als revolutionären Akt: der Barfußarzt als Erstversorger im *Kollektiv*.[32] Denn um einem medizinischen Versorgungsengpass vorzubeugen, wurden die Barfußärzte und ihre pseudomedizinischen Praktiken weiterhin benötigt. Die traditionelle Medizin verkaufte der »Große Vorsitzende« als »Schatzkammer«, dessen Schätze noch zu heben und mit zeitgemäßer Medizin zu verbinden seien. Eine Kommission aus Wissenschaftlern verhandelte über zehn Jahre, welche Anteile der alten Heilkunde mit moderner Medizin kompatibel seien, und mixten schließlich beides zu einem Hybriden, den sie *Traditionelle Chinesische Medizin* tauften. Die Hoffnung der Wissenschaftler war es, dass sich China in medizinischer Hinsicht weiter fortentwickelte, sodass die überkommenen Praktiken mehr und mehr verdrängt würden. Aber ausgerechnet der Westen machte ihnen da einen Strich durch die Rechnung. Die erfolgreiche Geschichte der TCM basiert auf einem großen Missverständnis des Westens – aus dem sich allerdings in China wunderbar Kapital schlagen ließ.

TCM-Euphorie

Für das Jahr 1972 kündigte US-Präsident Richard Nixon einen Besuch der Volksrepublik an. Ein Jahr vorher reiste der Journalist James Reston zu Recherchen nach China und musste dort wegen einer akuten Blinddarmentzündung operiert werden. Als er nach der OP über Wundschmerzen klagte, bekam er keine Schmerzmittel verabreicht, sondern Nadeln gesetzt. Über das Wunder der Schmerzstillung durch Akupunktur schrieb er im Juli 1971 einen folgenschweren Artikel für die *New York Times*. Es war die Geburtsstunde der TCM-Euphorie in der westlichen Welt.

Man mag es kaum glauben, aber der Artikel entfachte ein ungeheures Interesse an der alten Volksmedizin und sorgte dafür, dass auch westliche Mediziner auf sie aufmerksam wurden. Heerscharen pilgerten fortan nach China, um sich mit der geheimnisvollen Heilkunde vertraut zu machen. Schon bald machten Berichte über mysteriöse Heilerfolge im Westen die Runde. Sogar die CIA interessierte sich für die Akupunktur. In den USA und Europa erschienen Bücher über die chinesische Wundermedizin, viele wurden Beststeller. In Talkshows und Zeitschriften priesen Anhänger die lebensverändernde Kraft von Kräutern und Nadeln.

Der TCM-Forscher Paul Unschuld weist darauf hin, dass die meisten westlichen Autoren und Ärzte, die nach China reisten, weder der chinesischen Sprache mächtig waren, noch allzu tiefe Einblicke in die tatsächliche klinische Praxis in China bekommen hätten. Vielmehr übernahmen sie unkritisch, was ihnen dort vorgeführt wurde: »Man kann sich nur wundern, wie sich Menschen einer aufgeklärten Gesellschaft hier verhielten. Menschen, die in Schule und Universität mit Naturwissenschaft und Logik konfrontiert waren, bestaunten nun primitivste Grafiken über die Fünf Wandlungsphasen oder die Yin-Yang-Lehre und akzeptieren diese als Ausdruck fernöstlicher überlieferter Weisheiten«, so Paul Unschuld.[33] Die Heilserwartungen waren auch gespeist aus einer tiefen Verunsicherung über die Entwicklungen in den USA, Russland und Europa. Es war die Zeit des Kalten Krieges, die Gefahr eines atomaren Krieges war nicht gebannt, dazu gab es Terrorismus, Ölembargo, Umweltzerstörung, gesellschaftliche Spannungen. Dagegen erschien die traditionelle Medizin Chinas übersichtlich, natürlich, menschenfreundlich. In einem bestimmten Milieu der alten Bundesrepublik herrschte ohnehin eine pro-chinesische Stimmung. Insbesondere westdeutsche linke Intellektuelle saßen mit der Maobibel in der Hand der Propaganda eines der fürchterlichsten Despoten des 20. Jahrhunderts auf.

Die Chinesen wunderten sich anfangs über die westliche Begeisterung für eine Tradition, die sie selbst unbedingt überwinden wollten. Doch sie verstanden bald, die westliche Verblendung für ihre Vorteile zu nutzen. Der Export pharmazeutischer Produkte und von Akupunktur-Zubehör stieg gewaltig an. Die TCM-Universitäten machten ordentlich Geld mit kostspieligen Kursen für Amerikaner und Europäer. Andererseits sahen die Verantwortlichen in China auch die Gefahr, dass ihr Land somit auf unabsehbare Zeit weiterhin mit einer vorwissenschaftlichen Medizin in Verbindung gebracht würde. Das schmerzte vor allem mit Blick auf das technologisch weitaus fortschrittlichere Japan.

Nobelpreis für TCM?

Der Konflikt zwischen beiden Ländern besteht bis heute. Zwar nimmt China Milliarden mit der Ausfuhr von traditionellen Arzneimitteln ein. Im Land selber existieren beide Medizinsysteme parallel. Bei der TCM versucht man nach wie vor den Spagat zwischen Tradition und Moderne. Der Sorge, technologisch rückschrittlich zu sein, begegnet man u. a. mit molekularbiologischen Deutungen der TCM. Da kam der Nobelpreis für Physiologie und Medizin im Jahr 2015 gerade recht. Der ging u. a. an Tu Youyou, Professorin an der China Academy of Chinese Medical Sciences, vormals Akademie für Traditionelle Chinesische Medizin. Schon gingen Begeisterungsstürme unter Alternativmedizin-Anhängern um die Welt: Endlich würde die TCM gewürdigt – und somit ihre Wirksamkeit bewiesen. Doch das ist ein Trugschluss. Der Medizin-Nobelpreis 2015 würdigte die Entdeckung eines Extraktes des einjährigen Beifußes.

Der ist ein hochwirksames Mittel gegen Malaria, eine Seuche, der nach wie vor rund eine Million Menschen pro Jahr erliegen. Auch Penicillin ist letztlich ein Naturprodukt, nämlich ein Schimmelpilz, der Bakterien vernichtet. Für die Entdeckung des Antibiotikums erhielten Alexander Fleming, Ernst B. Chain und Howard W. Florey 1945 ebenfalls den Medizin-Nobelpreis. Pharmakologisch wirksame Kräuter und Naturprodukte spielten in der chinesischen Medizin seit jeher eine bedeutsame Rolle. Über die Existenz von Qi oder Meridianen ist mit dem Medizin-Nobelpreis 2015 nichts gesagt. Wie auch? Sie gelten nach wie vor als unbewiesen.

Doch was hat es mit den sagenhaften Heilungen und wundersamen Anästhesien durch Akupunktur auf sich? Bereits in den Achtzigerjahren wurde enthüllt, dass die Anästhesie durch Akupunktur in vielen Fällen nur betrügerische Manöver waren, um den westlichen Interessenten von der Akupunktur zu überzeugen. In der Post-Mao-Ära äußerten sich chinesische Beteiligte über die damaligen Vorgänge: »In einigen Krankenhäusern verabreichten die Ärzte den Patienten genügend Betäubungsmittel und setzten ihnen dann nur zur Schau einige Nadeln an die Ohren.«[34] Es gibt erschütternde Berichte von Patienten, die zwar pharmakologisch betäubt, aber bei Bewusstsein waren, während sie u. a. am offenen Herzen oder an der Lunge operiert wurden.

Der WHO-Bericht

Die verwirrenden und widersprüchlichen Meldungen über die Wirksamkeiten der TCM ziehen sich bis in die erste Dekade nach dem Millenniumswechsel. Da geht es zum einen um den angeblichen Nachweis der Meridiane und zum anderen um die angebliche universale Wirkung der Akupunktur. Bei Letzterem spielte die WHO leider eine unrühmliche Rolle.

In den Achtzigerjahren gab es Versuche, der Existenz von Meridianen auf die Spur zu kommen. Eine Gruppe französischer Forscher injizierten Probanden an Akupunkturpunkten eine radioaktive Substanz und verfolgten mittels bildgebender Verfahren deren Ausbreitung. Angeblich verteilten sich die Marker entlang des hypothetischen Meridiansystems. Das Gerücht war in der Welt und hält sich bis heute. Tatsächlich aber wurde das Experiment von anderen Forschern wiederholt, die zu einem plausibleren Schluss kamen. Demnach wurde die Substanz über Venen und Lymphgefäße drainiert und folgte dem physiologischen Verlauf dieser Gefäße samt Abzweigungen und Venenstauungen. Von Meridianen keine Spur.

Akupunktur ist für zweierlei geradezu prädestiniert: Um hervorragende Placebowirkungen zu erzielen. Und für Verzerrungen von Studienergebnissen. Ersteres, weil Akupunktur eine invasive Maßnahme ist. Wie schon gezeigt wurde, erzielen (vorgebliche) Eingriffe in den Körper regelmäßig eindrucksvolle Placeboeffekte. Das Setzen der Nadel kann zu unterschiedlichsten Empfindungen führen: kribbeln, ziepen, pulsen. Man spürt also, dass etwas geschieht, was wiederum die Erwartung triggert und damit die Placebowirkung steigert. Zweitens: Akupunktur ist in Studien sehr anfällig für ein Bias, d. h. für kognitive Verzerrungen. Hier insbesondere für Bestätigungsfehler (confirmation bias), also die Neigung, Informationen so zu deuten, dass sie sich mit den eigenen Erwartungen decken. Denn Akupunktur kann niemals doppelblind durchgeführt werden. Der Behandler weiß immer, ob er eine Scheinnadelung oder eine Akupunktur vornimmt, ob er wahllose Punkte nadelt oder »echte«.

Wer die TCM, insbesondere die Akupunktur, verteidigt, kann einen mächtigen Fürsprecher zitieren: die WHO. In einem Bericht von 2003 konstatierte die WHO, dass Akupunktur bei sagenhaften 91 Leiden wirksam sei. Das rief die Skeptiker auf den Plan. Eigentlich gilt die WHO in Gesundheits- und

Präventionsfragen als verlässliche Instanz. Was jedoch ihre Empfehlungen zur Akupunktur betrifft, hat sie es zu gut gemeint. Denn letztlich lässt sich der Bericht von 2003 als Ausdruck der »politischen Korrektheit«, so der emeritierte Professor für Alternativmedizin Edzard Ernst, verstehen. Vielleicht, weil es ethisch fragwürdig ist, die Medizintradition eines Milliardenvolkes als Irrtum darzustellen, vielleicht auch, um Vorwürfen zu begegnen, die WHO würde westliche Medizin bevorzugen – jedenfalls gilt der WHO-Bericht zur Akupunktur von 2003 als ein Paradebeispiel für eine an allen Fronten verzerrte Studienauswertung.

Kritiker des WHO-Berichts bemängeln, dass in die großangelegte Übersichtsstudie sämtliche jemals durchgeführten Studien einbezogen wurden. Das schließt eine Unmenge an mangelhaften, einseitigen, veralteten Studien mit ein. Außerdem waren alle in China durchgeführten Studien mit dabei, die – wen wundert es – durchweg zu positiven Ergebnissen kamen. Damals war in China schon aus Imagegründen der Druck, positive Ergebnisse zu erzielen, sehr hoch. Solch ein Druck kann zum sogenannten *Publikationsbias* führen. Das heißt, Forscher veröffentlichen nur die Ergebnisse, die ihnen oder ihren Institutionen in den Kram passen. Was den WHO-Bericht von 2003 besonders fragwürdig macht, ist der Umstand, dass er vom ehemaligen Ehrenvorsitzenden des Instituts für Integrierte Medizin in Peking abgesegnet wurde, was man als astreinen Interessenkonflikt bezeichnen könnte.

Auch wenn dieser Umstand die positiven Beurteilungen der Akupunktur schmälert, so sind solche Aufdeckungen eigentlich Wasser auf den Mühlen der Alternativmedizin-Befürworter. Sie bestätigen ihren oft vorgebrachten Verdacht, dass man niemandem trauen kann, dass alles Lug und Trug ist und »die da oben« eh alles unter sich ausmachen. Da bleibt die Frage, ob es wirklich keine Quelle für unbestechliche Informationen gibt? Aber ja, die gibt es – in Gestalt der *Cochrane Collaboration*.

Cochrane oder
Der Versuch, der Wahrheit nahe zu kommen

Bei der Cochrane-Collaboration handelt es sich um ein unabhängiges weltweites Netzwerk aus Medizinern und Wissenschaftlern. Benannt ist es nach Archie Cochrane (1909–1988), einem britischen Arzt und Epidemiologen, der als Gründervater der evidenzbasierten Medizin gilt. Cochrane erkannte den Wert qualitativ hochwertiger Studien für die ärztliche Entscheidungsfindung. Nur woran sollten sich Ärzte damals orientieren? Sie hatten kaum Zeit und Muße, nach Dienstschluss noch Unmengen an wissenschaftlichen Artikeln und Studien zu durchforsten und dann auch noch die Spreu vom Weizen zu trennen. Heutzutage ist es noch unwahrscheinlicher, dass Ärzte die Flut an Publikationen bewältigen. Cochrane wünschte sich eine »Instanz, die alle einschlägigen, randomisierten, kontrollierten Studien, nach Fachgebieten geordnet, kritisch zusammenfasst und von Zeit zu Zeit aktualisiert«. Die Gründung der Collaboration im Jahr 1993 erlebte Cochrane nicht mehr, aber aus seiner Vision ist eine hochanerkannte, dezentral strukturierte Organisation entstanden, deren Veröffentlichungen für viele Mediziner, Gesundheitspolitiker und Patienten weltweit maßgeblich sind. Diese Reviews gelten international als Qualitätsstandard in der Gesundheitsversorgung.

Cochrane-Autoren suchen in medizinischen Datenbanken nach Veröffentlichungen zu speziellen Themen. So recherchiert z. B. die Gruppe »Schwangerschaft und Geburt«, welche Studien es zu diesem Aspekt gibt. Die Autoren bewerten die Qualität der Studien, ob sie randomisiert und doppelblind durchgeführt wurden, wie groß die Teilnehmerzahl war, aber auch, ob die Studien von der Industrie finanziert wurden. Aus diesem Gesamtpaket ergeben sich für die Autoren entweder Zweifel am Nutzen der Studien oder eben Empfehlungen für die entsprechenden Therapien.

Die Cochrane Collaboration selbst gibt keine Studien in Auftrag, gehört keinem Pharma- oder sonstigem Unternehmen an, macht keine Werbung und wird aus Stiftungsgeldern und wissenschaftlichen Fonds finanziert.

Und wie bewertet Cochrane nach Sichtung hochwertiger Studien Akupunktur und TCM? Für Kopfschmerzen, insbesondere bei Migräne, gibt es Hinweise, dass Akupunktur der Medikamentenprophylaxe leicht überlegen ist. Allerdings gab es kaum Unterschiede zwischen Scheinnadelung und Nadelung von TCM-Punkten. Des Weiteren kann die Stimulation des Handgelenkpunktes P6 (ein bekannter Akupressurpunkt bei Übelkeit) den Studienergebnissen zufolge postoperative Übelkeit verhindern. Bei Nackenschmerzen, die auch auf den Kopf ausstrahlen können, gibt es Hinweise, dass Qigong zur Besserung führt. Das war es dann aber auch schon. Für eine Reihe anderer Beschwerden wie Asthma, Depression, Reizdarmsyndrom, Schlafstörungen, Schwangerschaftsbeschwerden und Geburtseinleitung gibt es keine qualitativ hochwertigen Studien, die gegenwärtig für einen signifikanten Nutzen der Akupunktur sprechen.[35]

Das schmale studiengesicherte Therapiespektrum der TCM tut ihrer Beliebtheit keinen Abbruch. TCM hat inzwischen einen hohen Stellenwert in der westlichen Welt. Es gibt an Universitäten Stiftungsprofessuren für TCM, Kliniken haben TCM-Abteilungen, Volkshochschulen bieten entsprechende Kurse an, bei Physiotherapeuten, Hebammen und natürlich Heilpraktikern gehören Elemente der TCM zum festen Therapiespektrum. Es ist schwer, dagegen zu argumentieren. Zumal es nicht darum geht, die TCM in Bausch und Bogen zu verdammen. Bei Befindlichkeitsstörungen kann eine Therapie aus Ernährungsumstellung, Massage und Bewegung lindernd wirken, zumal die TCM den Patienten auffordert, selbst für sich Sorge zu tragen.

Das positive Image der TCM verschleiert aber auch mögliche Gefahren, vor allem was die Präparate zum Einnehmen betrifft. Viele der aus China importierten Kräuter, Beerenfrüchte und Teemischungen sind toxisch hoch belastet, wie 2013 die Umweltschutzorganisation Greenpeace warnte. Die Akupunktur ist ebenfalls nicht frei von Risiken. Auch wenn es nicht epidemisch vorkommt, so gab es schon schwere Komplikationen nach unsachgemäßer Nadelung. Sogar an der Heilpraktikerschule wurde davor gewarnt, Nadeln mit zu viel Schmackes in der Lungenregion einzustechen. Es ist schon passiert, dass eine zu tiefe Punktierung einen Pneumothorax, also einen Lungenkollaps, ausgelöst hat. Auch von Infektionen durch verunreinigte Nadeln wurde berichtet. Von Massagen und Qigong hingegen gehen keine nennenswerten Gefahren aus, hier überwiegen die wohltuenden Wirkungen. Auch die TCM-Diagnostik ist problematisch. Gerade Puls- und Zungendiagnostik können nach wissenschaftsmedizinischen Erkenntnissen kaum verlässliche Aussagen über den Gesundheitszustand liefern.

In Deutschland darf jeder mit einer Heilerlaubnis, also Ärzte und Heilpraktiker, die TCM anwenden. Die Qualität der Ausbildung in Akupunktur ist nicht per Gesetz geregelt, da es keine geregelte TCM-Ausbildung und somit keine staatliche Anerkennung gibt.

Anthroposophische Medizin

Die Anthroposophische Medizin hat ihre Ursprünge in der theosophischen Lehre des Österreichers Rudolf Steiner (1861–1925). Steiner studierte Philosophie und Naturwissenschaften, war aber kein Mediziner. Um die Jahrhundertwende kam Steiner mit esoterischen Zirkeln in Kontakt. 1912 gründete er die Anthroposophische Gesellschaft. In den folgenden Jahren beschäftigte er sich mit medizinischen Fragen und entwickelte gemeinsam mit der niederländischen Ärztin Ita Wegman (1876–1943) die anthroposophische Heilkunde. Steiner zufolge ist die Anthroposophie »ein Erkenntnisweg, der das Geistige im Menschenwesen zum Geistigen im Weltall führen möchte«. Interessanterweise richtet sich die Anthroposophie nicht gegen die konventionelle Medizin, sondern versteht sich vielmehr als eine geistige Erweiterung.

Aus anthroposophischer Sicht gliedere sich der Mensch in vier Ebenen, die sogenannten Wesensglieder: den physischen Leib, den ätherischen Leib, den astralischen Leib und das anthroposophische Ich (die Ich-Organisation). In der anthroposophischen Heilkunde werden Krankheiten als gestörtes Gleichgewicht der Wesensglieder zueinander verstanden. Alle Krankheiten wer-den aus anthroposophischer Sicht entsprechend den vier Wesenskräften in vier Typen eingeteilt: Physischer Leib – skleroseartig, Äther-Leib – geschwulstartig, Astral-Leib – entzündungsartig, Ich-Leib – lähmungsbedingt. Wenn eines der vier Wesensglieder stark überwiege, gerate das gesamte System in ein Ungleichgewicht. Dieses entstünde z. B. durch falsche Ernährung oder falsche Erziehung. Mit der Waldorf-Pädagogik entwickelte Steiner eine auf anthroposophischen Grundsätzen fußende Erziehungsmethode.

Krankheit hat nach Steiner auch eine »karmische« Komponente. So drückten sich seelische und geistige Verfehlungen des Vorlebens in aktuellen Symptomen aus. Darüber hinaus haben Krankheiten in der anthroposophischen Medizin auch eine positive Funktion. So führten Krankheiten zu einer geistigen Höherentwicklung. Das ist auch der Grund, warum in der anthroposophischen Medizin Impfungen zumeist abgelehnt werden. Selbst schwerwiegende Infektionskrankheiten, verharmlosend als »Kinderkrankheiten« bezeichnet, dienten der Entwicklung des Kindes. Diese Einstellung wurde auch an der Heilpraktikerschule von Dozenten geteilt. Aber nicht nur Heilpraktiker verbreiten diesen gefährlichen Irrsinn. Auch anthroposophisch orientierte Ärzte stehen Impfungen kritisch gegenüber. So kommt es immer wieder zu Masernepidemien im Umfeld von Waldorf-Einrichtungen.

Im September 2015 erschien in der Waldorf-Zeitschrift *Erziehungskunst* unter dem Titel »Masern zwischen Mut und Meinung« der Beitrag einer Mutter, die die Masernerkrankung ihrer Töchter als Erweckungserlebnis feierte.[36] Darin zitierte sie einen anthroposophischen Arzt: »Er sagt einen Satz, der mich nachhaltig beeindruckt: ›Masern durchmachen ist wie in die Berge gehen.‹ Ich denke nach. Wie ist es, in die Berge zu gehen? Es ist ein steiniger Weg, der zum Gipfel führt, anstrengend und mühevoll, ein schmaler Grat. Mit Ehrfurcht erfüllt mich der Berg. Manche sind umgekehrt. Manche haben es nicht geschafft. Jeder Atemzug, jeder Schritt kann schmerzen, kann sich aber auch lohnen.« Die Mutter beschreibt das Martyrium ihrer Töchter, wie sich die Situation verschlechtert, bis sie schließlich die Notärzte rufen muss. Die Mutter macht sich lustig über das »Seuchenkostüm« des »Ufoteams«. Im anthroposophischen Krankenhaus »erfreuen sich [die Ärzte] an den schönen sich ihnen präsentierenden Masernbildern«. Die Masern seien ja leider »selten geworden«. Zur Erbauung schlägt die Mutter bei Rudolf Steiner nach: »Es gibt keine Möglichkeit, der Krankheit zu entkommen, wenn man die Gesundheit haben will. Jede Möglichkeit, sich gegen die äußeren Einflüsse stark zu machen, beruht auf der Möglichkeit, Krankheit zu haben, krank zu sein. So ist die Krankheit die Bedingung der Gesundheit.« Man kann nur hoffen, dass keines der Kinder in einigen Jahren an einer der Spätfolgen von Masern erkranken wird. Die subakute sklerosierende Panenzephalitis tritt zwar sehr selten auf, ist aber zu einhundert Prozent tödlich. Die Kinder der Autorin waren Ostern erkrankt und erst Pfingsten wiederhergestellt. Dennoch bilanzierte die Mutter: »Und ich werde nicht vergessen, wie Maya ganz oben auf dem Gipfel des Fiebers aus tiefstem Herzen zu mir sagte: ›Mama! Wenn ich mal Kinder habe, dürfen sie auch die Masern bekommen!‹ Und ich hoffe sehr, dass sie und ihre Kinder diese Freiheit haben werden.« Diese ideologische Verirrung mag ein extremes Beispiel sein. Dass anthroposophische Ärzte sie genauso wie Heilpraktiker nicht unterbinden, sondern unterstützen, ist skandalös. Und leider keine Seltenheit. Auch an der Heilpraktikerschule hieß es, dass man gegen Masern nicht impfen müsse, da sich diese Krankheit heutzutage gut beherrschen ließe. Esoteriker haben offenbar sehr starke Nerven.

Das Zusammenspiel von Körper und Geist sowie chronobiologische Rhythmen sind auch in der Wissenschaftsmedizin anerkannt. Die entsprechenden Vorstellungen der anthroposophischen Medizin beruhen aber auf übersinnlichen Vorstellungen und geistigen Wirkprinzipien, die den Naturgesetzen zuwiderlaufen.

Die Präparate der anthroposophischen Medizin zählen nach deutschem Arzneimittelrecht zu den »besonderen Therapierichtungen« und werden als apothekenpflichtige Medikamente zugelassen. Einen Wirksamkeitsnachweis müssen diese Präparate, wie erwähnt, nicht erbringen.

Atemtherapie

Die medizinische Atemtherapie gehört zwar nicht zum klassischen Therapiespektrum von Heilpraktikern. Aber die Atmung bzw. der »erfahrbare«, manipulierbare Atem spielt in der Heilpraxis dennoch eine große Rolle.

Die Atmung ist die Körperfunktion, die von uns am unmittelbarsten wahrgenommen werden kann. Meistens verläuft sie unbewusst. Dass sie aber auch ein Gradmesser für unsere Emotionen ist, davon zeugen zahlreiche Redewendungen: Da stockt einem vor Angst der Atem, da ringt man vor Empörung nach

Luft, da ist man atemlos vor Spannung. Im Gegensatz zum Herzschlag oder der Verdauung können wir die Atmung gezielt kontrollieren bzw. beeinflussen. Diese Möglichkeit der Atemkontrolle nutzen viele Therapierichtungen aus, sei es Yoga, Qigong, Meditation, Entspannungsverfahren oder Rebirthing. Aber auch für Sänger und Musiker, Kampfsportler und Gebärende gibt es spezielle Atemtechniken. In manchen Bereichen hat die Atemtherapie tatsächlich einen Nutzen, oftmals entpuppt sie sich jedoch als sehr fragwürdiges Konzept.

Die Berufsbezeichnung »Atemtherapeut« ist zunächst einmal nicht geschützt und gibt demzufolge keine Auskunft über die Qualifikationen des Therapeuten. Es lohnt sich, zu überprüfen, ob der Anbieter eher der »klinischen« oder der »alternativen« Atemtherapie zuzuordnen ist. Die klinische Atemtherapie dient insbesondere als Unterstützung bei Erkrankungen des respiratorischen Systems, also bei Asthma, Bronchitis, Lungenfibrose, Mukoviszidose oder auch als Entspannungstechnik bei psychischen Erkrankungen und in der Geburtshilfe. Hier kann die Atemtherapie gute Dienste leisten. Allerdings sollten Patienten vor unrealistischen Erwartungen geschützt werden. Die Atemtherapie kann keine Heilung herbeiführen, sondern im besten Fall Entlastung oder Symptomverbesserung. Die Atemtherapie ist lediglich ein Hilfsmittel und keine vollumfängliche Ersatztherapie.

Hecheln für das ewige Leben

Ganz anders lauten oftmals die Versprechungen alternativer Atemtherapeuten. Insbesondere in esoterischen Kreisen wird die Atmung geradezu mystifiziert. Auch Heilpraktiker »arbeiten« mit dem Atem. Um mit pseudowissenschaftlichem Atem-Humbug konfrontiert zu werden, muss man aber nicht erst in der Wiedergeburtsgruppe eines Guru gelandet sein, da reicht schon ein ganz normaler Yoga-Unterricht. Dem Pranayama, den Atemübungen im Yoga, werden Wunder nachgesagt. Pranayama bedeutet übersetzt »Kontrolle über die Lebensenergien«. Das aus dem Sanskrit stammende Wort »Prana« hat sein Äquivalent im chinesischen »Qi« (bzw. japanischen »Ki«) und bedeutet Lebenskraft, Lebensenergie, Lebenshauch. Den Vorstellungen des Yoga zufolge zirkuliert Prana im Körper durch ein System von Kanälen (Nadi), etwa vergleichbar mit den Meridianen aus der altchinesischen Körperkunde. Um 400 v. Chr. mag das eine plausible Erklärung für verschiedene körperliche Funktionen gewesen sein. Aber 2400 Jahre später bleibt der Nachweis solcher »Leitbahnen« trotz zahlreicher wissenschaftlicher Untersuchungen aus. Trotzdem gebrauchen Yogalehrer und auch Heilpraktiker oft völlig unreflektiert die Begriffe »Prana« oder »Chakren«, für die es ebenfalls keine anerkannten Nachweise gibt. Manche Yogalehrer versprechen durch die Übungen eine Verbesserung des Wohlempfindens, gesteigerte Konzentration und Stressreduktion, was durchaus plausibel ist. Andere hauen ordentlich auf den Putz. Krebs, Multiple Sklerose und weitere systemische und immunologische Erkrankungen könnten durch Pranayama geheilt werden – unmittelbar oder durch Fernheilung. Auch eine direkte Kommunikation mit den Körperzellen sei möglich, denn Zellen würden über eine spezielle Intelligenz verfügen: »Oh Zellen! Arbeitet ordentlich. Ich befehle euch, das zu tun«, wie zahlreiche Yoga-Seiten aus einer altindischen Schrift zitieren. Da scheint es nur konsequent, dass Pranayama zu einem (fast) ewigen Leben führen kann: »Chang Dev lebte 1400 Jahre durch die Praxis vom Kumbhaka [das Atem-Anhalten].«[37] Da muss der Skeptiker erst einmal durchatmen.

Die westlichen Atem-Apologeten stapeln auch nicht tiefer. Vom Amerikaner Leonard Orr stammt das Konzept des »Rebirthing«. Eine deutsche Entsprechung ist Ruediger Dahlkes »Verbundener Atem«, mit dem viele Heilpraktiker arbeiten. Beiden Techniken gemein ist ein willentliches Auslassen der physiologischen Atempause mit einer Steigerung der Atemfrequenz bis hin zur Hyperventilation. Ziel ist ein Wiedererleben der Geburtssituation und gleichzeitiges Überwinden des »Geburtstraumas«. Auch verdrängte Gefühle sowie »innere Blockaden« sollen durch das exzessive Überatmen hervorgeholt und gelöst werden. Die typischen Symptome der Hyperventilation wie Missempfindungen, Verkrampfungen, Zittern, Angst, Benommenheit bis hin zur Ohnmacht werden zu Zeichen einer kathartischen Wirkung umgedeutet. Stets ist davon die Rede, dass der »Organismus mit Sauerstoff überschwemmt« werde, was einen zusätzlichen gesundheitlichen Nutzen bringe. Aber stimmt das überhaupt? Kann der Körper mehr Sauerstoff aufnehmen, als er benötigt? Gibt es den sagenhaften »Sauerstoffkick«?

Durch die erhöhte Atemfrequenz bei der Hyperventilation kommt es nicht nur zu einem vermehrten Einatmen von Luft, sondern eben auch zu einem vermehrten Abatmen von Kohlendioxid. Das verheißt aber nichts Gutes. Denn daraus resultiert eine Verschiebung des Gleichgewichts zwischen Kohlensäure, der gelösten Form von Kohlendioxid, und Calcium im Blut. Dieser Calcium-Ionen-Mangel führt zu Kribbeln und Krämpfen. Außerdem verschiebt sich der Säure-Basen-Haushalt in Richtung basisch, der pH-Wert des Blutes steigt an. Zur gepriesenen Mehraufnahme von Sauerstoff im Körper kommt es dabei kaum. Das liegt daran, dass das Blut nicht mehr Sauerstoff aufnehmen kann, als es über die normale Atmung aufnimmt. Die positiven Effekte moderater Atemübungen beruhen auf physiologischen Prozessen und nicht etwa, weil das »Qi« oder die Lebenskraft gestärkt wurde.

Bei einer medizinischen Indikation kann Atemtherapie nützlich sein. Der Atemtherapeut sollte sich aber auf den physiologischen Atemvorgang beschränken und keine esoterischen Versprechungen machen. Bei Angstpatienten, die ohnehin schon zu hypochondrischer Selbstbeobachtung neigen, kann eine Atemtherapie unter Umständen die Symptome verschlimmern. Die Konzentration aufs Atmen kann Unruhe auslösen, die sich schlimmstenfalls zu Paniksymptomen steigern kann. Für solche Patienten ist die Progressive Muskelentspannung nach Jacobson zur Entspannung besser geeignet.

Autogenes Training

Autogenes Training ist ein Entspannungsverfahren, das vom Nervenarzt Johann Heinrich Schultz (1884–1970) in den Zwanzigerjahren entwickelt wurde. Das autogene Training beruht auf Erkenntnissen über Abläufe im Körper während der Hypnose. Tiefe Entspannungszustände können sich auf den Parasympathikus, einen Teil des vegetativen Nervensystems, auswirken. Der Parasympathikus regelt die Körperfunktionen im Ruhezustand sowie die Regeneration und den Aufbau körpereigener Reserven. Im Gegenzug kurbelt er die Verdauung und Stoffwechselvorgänge an und sorgt für Entspannung. Beim autogenen Training entsteht durch Konzentration in Ruhe ein Zustand tiefer Entspannung und Versunkenheit. Das autogene Training wird in drei Stufen gegliedert: die Grundstufe, die Mittelstufe und die Oberstufe. Die Grundstufe spricht das vegetative Nervensystem an. In der Mittelstufe geht es um die Lenkung des Verhaltens durch formelhafte Vorsatzbildung. In der Oberstufe werden unbewusste Bereiche des Anwenders erreicht. Das Ziel des Autogenen Trainings ist es letztlich, sich jederzeit in den Zustand der Entspannung versetzen zu können. Mit ein wenig Übung gelingt es dem Anwender, in Stresssituationen durch Abrufen der Abläufe rasch abzuschalten. Typische Formeln des Autogenen Trainings sind: »Ich bin ganz ruhig«, »Arme und Beine sind schwer« und »Das Herz schlägt ganz ruhig«.

Das Autogene Training gilt als wissenschaftlich plausibel. Die Verbindung von Autosuggestion und Tiefenentspannung hat nachweislich positive Auswirkungen auf das Nervensystem und damit auf Körperfunktionen. Kontrollierte Studien konnten eine therapeutische Wirksamkeit als Begleittherapie u. a. bei folgenden Erkrankungen feststellen: Angina pectoris, Asthma, Ekzem, Epilepsie, Fibromyalgie, Kopfschmerzen, Schlafstörungen, Stress und Tinnitus.

Vorsicht ist geboten bei Persönlichkeitsstörungen und Psychosen. Auch bei Herzrhythmusstörungen und Asthma kann es Unruhe auslösen, wenn sich Patienten auf Herz bzw. Atmung konzentrieren. Durch fachkundige Unterstützung können sich diese Anfangsschwierigkeiten jedoch legen. Bei Angstpatienten mit ausgeprägten körperlichen Symptomen wie Herzrasen oder Atemnot können sich die Symptome durch die Konzentration nach innen verstärken. Dann ist die Progressive Muskelentspannung nach Jacobson die bessere Wahl.

Ayurvedische Medizin

Bei Ayurveda handelt es sich um eine traditionelle indische Gesundheitslehre, die wahrscheinlich bereits vor 5000 Jahren praktiziert wurde. In den Vedischen Schriften sind die Regeln für ein gesundes und den Göttern gefälliges Leben überliefert. Mit Ayurvedischer Medizin werden heute ca. zwei Drittel der indischen Bevölkerung versorgt. Vor allem, weil die Mehrheit der ländlichen Bewohner keinen Zugang zu moderner medizinischer Versorgung hat. Darüber hinaus spielt der Ayurveda-Tourismus in Teilen Indiens, Nepals und Sri Lankas eine große Rolle. Die Mechanismen der Popularisierung des Ayurveda in der westlichen Welt ähneln denen des TCM. Ayurveda wird insbesondere von Kosmetikerinnen und Kurkliniken angeboten, aber auch von Ärzten und Heilpraktikern.

Mit den Vorstellungen von den »drei Doshas« wird das Zusammenspiel von Körper, Sinnesorganen und Seele beschrieben. Vata ist für alle Bewegungsabläufe und die Nerven im Körper verantwortlich, Pitta für alle biochemischen Aktivitäten, und Kapha steht für Stabilität, das Nährende und Mütterliche. Dem Ayurveda zufolge wird jeder Mensch mit einer ihm eigenen Konstitution (Prakriti), das heißt einer individuellen Zusammensetzung der drei Doshas, geboren. Im Ayurveda geht es darum, den optimalen Zustand der Prakriti aufrechtzuerhalten bzw. wiederherzustellen. Auch wenn einige Ratschläge, wie sich nicht zu überessen oder Fleisch und Alkohol nur in Maßen zu genießen, auch heutigen Ernährungsempfehlungen entsprechen, so widersprechen ayurvedische Vorstellungen von organischen Prozessen modernen naturwissenschaftlichen Erkenntnissen. Wie schon bei der altchinesischen Medizin muss man auch die ayurvedische Körperlehre in ihrem historischen und kulturellen Kontext betrachten. Für die Zeit ihrer Entstehung und die nachfolgenden Jahrhunderte hatten diese volksmedizinischen Konzepte durchaus ihre Berechtigung. Heute sollte man sich auf Diagnose und Therapie nach ayurvedischen Prinzipien nicht verlassen. Eine weitere Gemeinsamkeit von TCM und Ayurveda ist ihre Optimierung für den westlichen Markt. Es war der berühmt-berüchtigte Maharishi Mahesh Yogi (1917–2008), der nicht nur mit der umstrittenen Transzendentalen Meditation einen erfolgreichen Exportschlager erfand, sondern auch die hinduistische Heilkunde des Ayurveda Anfang der 1980er-Jahre in die westliche Welt brachte. Von Beginn an war damit auch eine missionarische Haltung verbunden. Die demokratischen Gesellschaften, von denen Maharishi nichts hielt, sollten nach vedischen Prinzipien reformiert und »jeder Nation Unbesiegbarkeit bringen und den Himmel auf Erden etablieren«. Sektenbeauftragte warnten immer wieder vor den Weltverbesserungsideologien des Maharishi[38]. Ayurveda, so wie es üblicherweise in Kurkliniken oder von entsprechenden Therapeuten praktiziert wird, kommt in der Regel ohne diesen weltanschaulichen Ballast aus. Die Studienlage zur Wirksamkeit des Ayurveda ist jedoch unübersichtlich. Bei Akne, Arthrose und Schlafstörungen gibt es Hinweise auf therapeutische Effekte. Allerdings fehlen gesicherte Nachweise, insbesondere, weil Ayurveda durchaus mit Risiken verbunden ist. Ayurvedische Mittel sind in Deutschland keine zugelassenen Arzneimittel. Ihre pharmazeutische Qualität wird deshalb nicht verlässlich überprüft. In der Vergangenheit fielen ayurvedische Produkte durch drastisch überhöhte Quecksilberwerte auf.

Einige Elemente der Ayurvedischen Medizin lassen sich dem Wellness-Sektor zurechnen, wo sie ihre Berechtigung haben. Insbesondere Ölmassagen, Ölgüsse und Packungen können wohltuende Effekte haben.

Bioresonanztherapie

Die Bioresonanztherapie wurde in den Siebzigerjahren vom Arzt und ehemaligen SS-Oberscharführer Franz Morell (1921–1990) entwickelt. Morell engagierte sich bei Scientology und steht damit in einer Reihe von Bioresonanz-Verfechtern, die ebenfalls Scientology-Anhänger waren oder mit der Sekte in Verbindung gebracht werden, wie etwa der Geschäftsmann Hans Brügemann oder der Physiker Siegfried Kiontke.[39] Die wirtschaftliche und geistige Nähe zwischen Bioresonanz und Scientology kommt nicht von ungefähr, schließlich nutzt Scientology ein Gerät namens *E-Meter*. Es funktioniert wie ein Bioresonanzgerät und soll beim *Auditing*, einer Art therapeutischem Gespräch, negative Emotionen »löschen«, ganz so, wie Heilpraktiker versprechen, mittels des Bioresonanzgerätes Allergien und andere Beschwerden »löschen« zu können. Selbstverständlich sind die wenigsten Heilpraktiker, die über

Bioresonanzgeräte verfügen, Anhänger von Scientology. Durch Umfirmierungen wurde in den letzten Jahren sogar versucht, das düstere Image der Bioresonanz loszuwerden. So wird das Verfahren nun unter folgenden Namen weiterverbreitet: Biokommunikations-, Bicom-, Multicom- und Multiresonanztherapie, Biophysikalische Informationstherapie (BIT), Diagnostische Resonanztherapie (DRT), Sequentielle Frequenzdiagnostik, Lykotronik-Therapie, SomaDyne, VegaSTT oder Matrix-Regenerationstherapie.[40]

Unabhängig von Bezeichnungen und Weltanschauung nutzen Scientologen wie Heilpraktiker die Suggestivkraft solcher Apparaturen. Angeblich können mit Bioresonanz fast alle Funktionsstörungen und Krankheiten therapiert werden: Allergien, Asthma, Hauterkrankungen, Geschwüre, Rückenschmerzen, Rheuma usw.

Studien hingegen haben nur Fehldiagnosen durch Bioresonanz festgestellt. Heilsame Effekte konnten weder bei Allergien und Neurodermitis noch bei Schmerzen oder kindlichem Stottern nachgewiesen werden. Scheinbare Heileffekte waren in weiteren Studien nicht reproduzierbar und eine Wirkung über den Placeboeffekt hinaus nicht nachweisbar. Auch bekamen in etlichen Testreihen Probanden, die sich bei verschiedenen Bioresonanz-Therapeuten in Behandlung begaben, höchst unterschiedliche Diagnosen geliefert (siehe Kapitel 4 ab Seite 57).

Chiropraktik

Der Traditionellen Chinesischen Medizin kann man zugutehalten, dass sie einer jahrtausendealten Volksmedizin entspringt und dass sie in einigen Fällen sogar Nutzen bringt. Der Homöopathie indessen kann man zugutehalten, dass sie eine grausame Medizin revolutionieren wollte und dass sie kaum schaden kann, weil sie pharmakologisch unwirksam ist.

Der Chiropraktik kann man gar nichts zugutehalten.

Sie beruht auf esoterischen Vorstellungen, ist potenziell lebensgefährlich und bietet keinerlei Vorteile anderen Therapien gegenüber. Mit mehr oder minder robusten Handgriffen sollen blockierte Wirbel und Gelenke in ihre korrekte Lage gebracht oder Verspannungen gelöst werden. Die Chiropraktik arbeitet dabei vor allem mit sogenannten »manipulativen« Techniken, das heißt mit schnellen, mitunter ruckartigen Impulsen gegen das Gelenk. Daneben gibt es in der Physiotherapie noch »mobilisierende« Techniken, die sanfter und schonender sind. Viele Heilpraktiker wenden die Chiropraktik an mit dem Versprechen, dass sich mit den Wirbelblockaden auch »innere« Blockaden lösen würden.

Die Chiropraktik ist das großspurige Konstrukt eines gewieften Wunderheilers und Geschäftemachers, nämlich ihres Erfinders Daniel David Palmer (1845–1913). Das »Knochenziehen« und »Einrenken« ist zwar in vielen Kulturen bekannt, aber erst der gebürtige Kanadier und spätere Amerikaner Palmer begründete mit der Chiropraktik ein pseudomedizinisches System. Palmer, der kein Arzt war, verstand es, seine neu entwickelte Therapieform rasch in den Vereinigten Staaten zu verbreiten. Ähnlich wie bei der Homöopathie funktionierte das über ein System von Jüngern, die die neue Lehre in alle Himmelsrichtungen verbreiteten. Die Widerstände innerhalb der Ärzteschaft waren bereits damals groß. Schließlich galten Palmers Vorstellungen schon zu seiner Zeit als abwegig, zumal er nicht anerkennen wollte, dass die häufigsten Krankheiten durch Erreger ausgelöst werden. Dieser Irrationalismus setzt sich bis heute fort, indem im Mutterland der Chiropraktik viele Anhänger gleichzeitig lautstarke Impfgegner sind.

Palmer behauptete, dass neunundneunzig Prozent aller Krankheiten auf verschobene Wirbel zurückzuführen seien. Das ist wissenschaftlich unhaltbar – und wäre mal wieder zu schön, um wahr zu sein. Außerdem war er der Auffassung, es gebe eine »körpereigene Intelligenz«, die ähnlich dem Qi oder der Lebenskraft den Körper durchdringe und die durch Blockaden an ihrer freien Entfaltung gehindert werde, was eine Reihe an Beschwerden mit sich brächte. Gegner der Chiropraktik kämpften jahrzehntelang gegen die »Quacksalberei«, wie sie es nannten, insbesondere da sich Chiropraktiker oftmals als Ärzte aufspielten. Dieser juristische und institutionelle Kampf gegen bzw. um die Chiropraktik zog sich in den USA bis Ende der 1980er-Jahre hin. Auch innerhalb der Chiropraktik gab und gibt es zwei konkurrierende Lager. Auf der einen Seite die Fundamentalisten, die sich streng an die esoterische Lehre Palmers halten, und auf der anderen Seite die Gemäßigten, die in der Chiropraktik vor allem eine Therapie bei Beschwerden des Bewegungsapparates sehen. Erst 1987 wurde die Chiropraktik in den USA staatlich anerkannt. In Deutschland erfuhr sie ab den Fünfzigerjahren durch Veröffentlichungen der Heilpraktiker Willi Schmidt und Werner Peper allmählich eine gewisse Verbreitung.

Chiropraktiker ist bis heute in Deutschland kein staatlich anerkannter Beruf. Die Ausübung der Chiropraktik ist Heilpraktikern und Ärzten vorbehalten. Eine staatlich geregelte Ausbildung gibt es nicht. Während in den USA die Chiropraktik eine fünfjährige akademische Ausbildung umfasst, reicht in Deutschland schon ein mehrtägiger Kompaktkurs, um Patienten die Wirbel zurechtrücken zu dürfen. Dabei spielt es keine Rolle, ob man Arzt ist, also über eine fundierte anatomische Ausbildung verfügt, oder Heilpraktiker mit nur basalen anatomischen Kenntnissen ist. Auch Letzterer darf Gelenke »manipulieren«, das heißt, sie über den physiologischen Spielraum hinaus dehnen und drücken. Oftmals wird dieser Vorgang von einem beeindruckenden Knacken begleitet, was dem Patienten das Gefühl gibt, »eingerenkt« worden zu sein. In Wirklichkeit platzen durch diesen Kraftakt lediglich Gasbläschen aus dem Gelenkspalt heraus.

Der Atlas, also der erste Halswirbel, wird von Chiropraktikern geradezu mythisch überhöht. So wie der mythologische Atlas die Last des Himmelsgewölbes schultert, so trägt der erste Halswirbel die Last des menschlichen Kopfes. Aufgrund dieser Funktion sehen Chiropraktiker im Atlas den Quell vieler Leiden. Gesundheit sei ohne korrekte Atlasjustierung undenkbar. Dieser Vorgang hat allerdings schon Menschen das Leben gekostet. Doch dazu später mehr.

Die Sache mit der Chiropraktik ist auch ein berufsrechtlicher Irrsinn. Nicht nur, dass Heilpraktiker hier Ärzten gleichgestellt werden. Auch wird dadurch eine andere Berufsgruppe disqualifiziert: die Physiotherapeuten. Obwohl sie eine dreijährige Ausbildung in Vollzeit absolviert haben und über fundierte anatomische Kenntnisse verfügen, dürfen sie keine Manipulationen an der Wirbelsäule vornehmen. Grundsätzlich ist das zu verschmerzen. Das ruckartige Deblockieren ist in der Medizin ohnehin umstritten, und dem Physiotherapeuten bleiben eine Reihe schonenderer Techniken. Aber es zeigt sich eine Schieflage. Warum haben Heilpraktiker, die keine geregelte Ausbildung durchlaufen müssen, in manualtherapeutischer Hinsicht mehr Befugnisse als Physiotherapeuten, die auf den Bewegungsapparat spezialisiert sind? Antworten sind nicht leicht zu finden, zumal selbst in Heilpraktiker- als auch Physiotherapieforen im Internet oft Unklarheit herrscht, wer was in rechtlicher Hinsicht darf und was nicht. Dass Physiotherapeuten nicht manipulieren, also einrenken dürfen, wurde 2014 gerichtlich bestätigt.[41] Es gibt allerdings kein Gesetz, das diesen Aspekt eindeutig regeln würde. »Selbst Experten sind sich nicht einig, und die gesetzlichen Rahmenbedingungen sind widersprüchlich.«[42]

Worauf sich diese scheinbar privilegierte Stellung der Heilpraktiker gründet, bleibt schleierhaft. In den dürren Paragrafen des »Heilpraktikergesetzes« findet sich jedenfalls nichts. Oft heißt es, im Heilpraktikergesetz stehe, dass der Heilpraktiker frei in der Ausübung seines Berufes sei und somit auch in der Auswahl seiner Methoden. Tatsächlich findet sich dieses jedoch in der Berufsordnung für Heilpraktiker, die aber, wie bereits erwähnt, nicht rechtlich bindend ist. Immerhin hat das Oberverwaltungsgericht Nordrhein-Westfalen bereits 1985 Folgendes festgestellt: »Dem Heilpraktiker kann eine Behandlungsmethode, die konkrete Gesundheitsgefahren für Patienten herbeiführt, nach ordnungsbehördenrechtlicher Generalklausel (z. B. in Bayern Art. 7 LStVG) untersagt werden (Urteil des OVG NW vom 4.12.1985, DÖV 1986, S. 529).« Und was ist gefährlicher als ein Hirngerinnsel, das mitunter durch eine Halswirbelmanipulation ausgelöst werden kann?

Der Chiropraktiker als Universalarzt

Es ist kein Wunder, dass Heilpraktiker ziemlich selbstbewusst und überzeugend auftreten. Es wird ihnen auch sehr leicht gemacht. Ganz selbstverständlich bewegen sich chiropraktisch tätige Heilpraktiker auf dem Hoheitsgebiet der Orthopäden. Besuche beim Orthopäden können indes sehr frustrierend sein. Sei es, weil man Wochen auf einen Termin und dann noch Stunden in der Praxis warten muss, sei es, weil der Orthopäde nichts finden kann, sei es, weil er den Schmerz wegzuspritzen versucht und damit alles noch schlimmer macht, oder sei es, weil man das Gefühl hat, dass Klempner mehr Feingefühl besitzen. Der chiropraktisch tätige Heilpraktiker wird einen nicht wie der Orthopäde ratlos zum Neurologen überstellen, weil der chiropraktisch tätige Heilpraktiker quasi Orthopäde, Neurologe, Internist, Dermatologe, Gastroenterologe, Endokrinologe, Immunologe, HNO-Arzt und Psychiater in Personalunion ist. Den Eindruck kann man jedenfalls gewinnen, wenn man sich die scheinbar universale therapeutische Bandbreite der Chiropraktik vor Augen hält. Von ADHS, Immunschwäche und Migräne über Multiple Sklerose, Morbus Crohn und Rheuma bis hin zu Schilddrüsenerkrankungen, Tonsillitis und

Taubheit gibt es nichts, was nicht mittels Chiropraktik geheilt werden könne.

Mit diesem »ganzheitlichen« Ansatz ist der Heilpraktiker klar im Vorteil gegenüber dem Orthopäden, der dazu verdammt ist, sich auf den muskuloskelettalen Apparat zu beschränken. Und dem aus der Sicht des Heilpraktikers oft nichts Besseres einfällt, als Patienten mit »Medikamenten zu vergiften«, wie es auf der Internetseite einer »Chiropraktik-Akademie« heißt. Ärztliche Interventionen sind demnach völlig überflüssig: »Da der Körper alles Notwendige für die Gesundheit in sich hat, kommt Gesundheit immer von innen und kann nicht von außen zugeführt werden.«[43]

Wie sieht nun der Realitätscheck aus? Werden die Versprechungen eingelöst? Was sagen Studien? Ist die Chiropraktik ein Allheilmittel? Ist sie anderen Therapien am Bewegungsapparat überlegen?

Man muss diese Fragen ganz klar mit Nein beantworten. Zwar können manipulative Techniken bei Nackenschmerzen helfen, wie aus Cochrane-Reviews hervorgeht. Allerdings wirken mobilisierende, also schonendere Techniken genauso gut. Verkürzt ausgedrückt: Es ist gleich, ob man sich rabiat einrenken oder sanft dehnen lässt. Der große Unterschied liegt im Zeitfaktor: Manipulieren geht fix, mobilisieren dauert länger. Und Zeit ist gerade in der Medizin Geld. Für sonstige Rückenschmerzen, Menstruationsprobleme und Asthma konnten die Cochrane-Autoren keine Studien ausfindig machen, die auf klinisch relevante Unterschiede zwischen der manuellen Therapie und der üblichen Standardtherapie bei den betreffenden Krankheitsbildern hindeuteten. Es kann kurzzeitig befreiend und schmerzlindernd wirken, wenn sich Verspannungen durch ein paar kräftige Handgriffe lösen. Dieser Effekt ist jedoch nicht von Dauer.

Der geringe therapeutische Nutzen der Chirotherapie steht in keinem Verhältnis zur potenziellen Gefahr, insbesondere bei

Manipulationen an der Halswirbelsäule. Immer wieder kommt es zu schweren Zwischenfällen bis hin zu Todesfällen infolge einer chiropraktischen Behandlung an der Halswirbelsäule. Diese Körperregion ist auf der einen Seite sehr beweglich, auf der anderen äußerst empfindlich bei brachialen Eingriffen. Die beiden Vertebralarterien schlängeln sich durch die Löcher der Halswirbel und machen am ersten Wirbel einen Knick, ehe sie in den Kopf aufsteigen und dort einen Teil des Kleinhirns und des Hirnstammes mit Blut versorgen. Dieser physiologische Umstand des Knicks macht sie bei Überstreckungen und Überdehnungen empfänglich für Kompressionen und Rupturen, vor allem, wenn schon eine unbekannte Dissektion des Gefäßes vorlag. Es wird diskutiert, ob Patienten, die nach einem chiropraktischen Eingriff einen Schlaganfall erlitten haben, bereits vorgeschädigt waren. Ob man ein Risikopatient ist, lässt sich jedoch vorab nur durch eine radiologische Untersuchung feststellen.

Moderate Nebenwirkungen wie Schwindel, Kopfschmerzen und Gefühlsstörungen verspüren rund die Hälfte der Chiropraktik-Patienten. In äußerst seltenen Fällen jedoch kommt es zu Einrissen der Hirnarterien, die im weiteren Verlauf zu Schlaganfällen führen können. Es sind circa siebenhundert solcher Fälle dokumentiert, es wird aber davon ausgegangen, dass die Dunkelziffer höher liegt. Da die Schlaganfälle nicht unmittelbar nach der chiropraktischen Behandlung auftreten, sondern mit zeitlicher Verzögerung, wird beides oftmals nicht miteinander in Verbindung gebracht, wie Mediziner warnen. Eine kanadische Studie kam im Jahr 2000 zu dem Ergebnis, dass fast vierzig Prozent aller von der Kanadischen Schlaganfallgesellschaft untersuchten Schlaganfälle von unter 45-Jährigen auf chiropraktische Eingriffe zurückzuführen seien. Die Berliner Charité kam ein Jahr später nach einer Umfrage an deutschen Unikliniken zu einem ähnlich niederschmetternden Resultat: Rund ein Dutzend Kliniken bestätigten vierzig Schlaganfälle nach chiropraktischen Behandlungen. Das mag wenig klingen angesichts zigtausendfacher chiropraktischer Eingriffe pro Tag. Ist aber zu viel angesichts einer absolut vermeidbaren Therapie.[44]

Die genannten Zwischenfälle werden von Chiropraktikern zwar nicht geleugnet, aber heruntergespielt. Gleichzeitig wird auf die Gefahr von Nebenwirkungen durch Medikamente und schulmedizinische Eingriffe hingewiesen. Die gibt es zweifelsohne. Und es gibt zahlenmäßig häufiger Medikamentenunverträglichkeiten als Hirngerinnsel durch chiropraktische Eingriffe. Allerdings ist auch das geringste Risiko eines Hirninfarkts ein zu hoher Preis für einen verzichtbaren Eingriff. Um den britischen Wissenschaftsjournalisten Simon Singh zu zitieren: »Wäre die Manipulation der Wirbelsäule ein Medikament, würde es bei so geringem nachgewiesenen Nutzen und solch schwerwiegenden Nebenwirkungen mit an Sicherheit grenzender Wahrscheinlichkeit vom Markt genommen.«

Die rechtlich korrekte Vorgehensweise bei einem chiropraktischen Eingriff bestünde aus einem Aufklärungsgespräch, auch über potenzielle Gefahren, eine umfassende Diagnostik und eine Einverständniserklärung des Patienten über den Eingriff. Außerdem wird vorab zu einem Röntgenbild bzw. einer MRT geraten.

Meine eigene Erfahrung beim Heilpraktiker sah so aus: Ein Heilpraktiker wollte meine Wirbelsäule begutachten, da ein Großteil meiner Symptome angeblich vom Rücken herrührten. Ich lag auf der Untersuchungsliege, zunächst auf dem Bauch, wo mir der Heilpraktiker mit ein paar forschen Handgriffen die Brustwirbel einrenkte. Danach bat er mich, mich auf den Rücken zu drehen, wo er sich abrupt an meinem Hals und Kopf zu schaffen machte. Ruck, zuck hatte er meinen Atlas »justiert«. Ohne Aufklärung, ohne Diagnostik, ohne Vorwarnung. Allerdings hatte ich ein ähnlich eigenmächtiges Vorgehen auch schon bei einem alternativmedizinischen Arzt erlebt. Auch er zurrte ohne Ankündigung und Einverständnis an meinen Halswirbeln herum. Das Übertreten von Grenzen scheint in der Medizin tief verankert zu sein. Da nehmen sich Ärzte und Heilpraktiker nicht viel.

Wenn man sich trotz aller Warnungen einem chiropraktischen Eingriff unterziehen lassen möchte, so sollte man sichergehen, dass der Arzt bzw. Heilpraktiker über mehr als ein Wochenenddiplom in Chiropraktik verfügt. Es gibt inzwischen an privaten Universitäten oder Akademien mehrjährige Ausbildungen in Chiropraktik mit entsprechenden Abschlüssen, die aber nicht staatlich anerkannt sind. Auch sagen diese Zertifikate nichts über die wissenschaftsmedizinische Plausibilität der Chiropraktik aus. Immerhin garantieren mehrjährige Ausbildungen eine höhere Qualifikation des Therapeuten.

Am sichersten fährt man immer noch mit einer osteopathischen oder physiotherapeutischen Behandlung des Bewegungsapparates. Auch wenn die Osteopathie auf vergleichbar esoterischen Annahmen wie die Chiropraktik beruht und ähnlich universale Heilungsansprüche stellt, so ist sie ungleich schonender und nahezu ungefährlich. Die Bundesärztekammer kam nach Auswertung wissenschaftlicher Untersuchungen 2009 zu dem Schluss, dass die Osteopathie bei chronischen Schmerzsyndromen der Wirbelsäule ihre Wirksamkeit unter Beweis stellen konnte. Allerdings sei die Osteopathie anderen physiotherapeutischen Praktiken kaum überlegen. Dennoch ist sie aus genannten Gründen der Chiropraktik vorzuziehen. Die Osteopathie ist eine wohltuende Berührungstherapie. Vielleicht mag darin ihre Popularität begründet sein.

Geistheilung

In vielen traditionellen Kulturen hat es den Glauben an die heilende Kraft von okkulten Praktiken gegeben. Und noch heute behaupten sogenannte Geistheiler, dass sie mittels übersinnlicher Fähigkeiten kranke Menschen heilen können. Geistheiler stellen in der Regel keine Diagnosen, sondern »erspüren« mit den Händen oder rein intuitiv angebliche Energieblockaden, Konflikte (auch mit Vorfahren) und körperliche oder psychische Störungen. Die Behandlungen sind oftmals ritualisierte Vorgänge wie Berührungen, Tänze, Streichungen mit Steinen, Magneten, Pflanzenpräparaten. Fernheiler können angeblich Kontakt mit abwesenden Personen aufnehmen, mitunter benötigen sie dafür ein Foto, eine Haarsträhne oder einen Blutstropfen des Betreffenden. Ansonsten sind der magischen Phantasie keine Grenzen gesetzt. Geistheilen ist sehr suggestiv. Insbesondere rituelle Handlungen hinterlassen oft einen starken Eindruck, dem sich nur die wenigsten entziehen können. Gerade labile oder leicht suggestible Menschen reagieren oft stark. Gepaart mit der großen Erwartungshaltung stellen sich nicht selten als heilsam bzw. kathartisch empfundene Effekte ein (siehe zum *Placeboeffekt* im 4. Kapitel). Dass die Wirkungen geistheilerischer Handlungen tatsächlich auf übernatürlichen Kräften beruhen, ist nach Stand der Wissenschaft ausgeschlossen. In Experimenten konnten Geistheiler nicht, wie behauptet, Krankheiten erspüren. Dem Geistheilen verwandte Verfahren sind Handauflegen bzw. Reiki, Therapeutic Touch, Fernheilen, Gesundbeten, Besprechen, Wenden, Exorzismus, Channeling, Chakra-Healing, Radionik und schamanische Praktiken. Für keine der Verfahren gibt es Studien, die Wirksamkeiten über den Placeboeffekt hinaus nachweisen konnten.

Homöopathie

»Du sprichst über Homöopathie, ein Thema, das mich sogar noch wütender macht als die Hellseherei. Hellseherei liegt so jenseits aller Glaubwürdigkeit, dass normale Fähigkeiten dabei ohnehin außer Frage stehen, aber bei Homöopathie kommen gesunder Menschenverstand und allgemeine Beobachtung ins Spiel, und beides würde unter die Räder kommen, wenn die unendlich kleinen Dosen irgendeine Wirkung hätten.« Das Zitat aus dem Jahr 1850 stammt von Charles Darwin. Seine Einschätzung hat nichts von ihrer Aktualität verloren. Schlimmer, seine Befürchtungen sind eingetroffen, der gesunde Menschenverstand ist längst unter die Räder gekommen. Die Homöopathie ist eine Macht. Freilich nicht pharmakologisch, aber gesellschaftlich. Und das auf ganzer Linie.

Ob in gesundheitspolitischen Diskussionen, Netz-Debatten, Talkshows, ob im Freundes- und Familienkreis, in Krabbelgruppen oder am Arbeitsplatz, sobald man die Homöopathie ins Spiel bringt, brennt die Luft. Es sind schon Freundschaften am Zwist um die Laktoseperlen zerbrochen. »Globulimami« ist für die einen ein Bekenntnis, für die anderen ein Schimpfwort. Unbestritten ist die enorme Präsenz der Homöopathie. Man kann an keiner Apotheke vorbeigehen, ohne von groß plakatierter Globuli-Werbung behelligt zu werden. Und vor allem kann man kein Kind in die Welt setzen, ohne schon während der Schwangerschaft mit Globuli versorgt zu werden. Eine Praktik, die sich im Kreißsaal fortsetzt und im Wochenbett einen vorläufigen Höhepunkt findet. Hebammen haben stets Globuli zur Hand: zur Rückbildung, bei Stillproblemen, bei einfach allem, was ein Neugeborenes und seine Mutter plagt. Und es geht immer weiter. Eigentlich ein Leben lang: Von Zahnungsbeschwerden bis Altersdiabetes, die Homöopathie verheißt, gegen jedes Leiden ein Mittelchen zu kennen. In der Tat, was ist verführerischer als die Idee, ein paar Zuckerkügelchen könnten Ibuprofen, Insulin, Antibiotika, Antidepressiva, Impfungen oder gar Chemotherapie ersetzen? Sehr viele Menschen erliegen der Magie, die von den Kügelchen mit den geheimnisvoll anmutenden Bezeichnungen ausgeht: Acidum phosphoricum, Cinnabaris, Euphrasia, Pulsatilla, Viscum album – schon allein die Namen verfügen über eine große Strahlkraft. Zudem sind Homöopathika nebenwirkungsfrei, Einnahmefehler sind nicht zu befürchten. So werden die homöopathischen Mittelchen einerseits beworben. Andererseits werden sie von Heilpraktikern mystifiziert. Da wird von Erstverschlimmerung gesprochen und auf peniblen, mitunter grotesken Einnahmeverfahren bestanden. So wird der Rat gegeben, die Globuli keineswegs mit einem Metalllöffel zu verabreichen, denn durch die Berührung mit dem Metall würden sie an Wirkkraft einbüßen. Umgekehrt könne man die Globuli vor der Einnahme in Wasser auflösen und dreimal in Uhrzeigersinn – mit einem Plastiklöffel – umrühren, das würde ihnen zusätzliche Energie zuführen. Wer's glaubt!

Doch in der Tat werden um Globuli Glaubenskriege ausgefochten. Auf der einen Seite die Anhänger, die den Gegnern vorwerfen, sie seien arrogante, hartherzige Rationalisten. Auf der anderen Seite die Gegner, die den Anhängern vorwerfen, ihren Verstand einem unwissenschaftlichen Hokuspokus zu unterwerfen.

Dieser ist allerdings äußerst verführerisch, gerade für hilflose, gar austherapierte Patienten. Denn vielleicht gibt es kaum eine Behandlungsform, wo der Mensch mit all seinen Beschwerden, Sorgen, Empfindungen, Lüsten und Lastern so ernst genommen wird. Eine homöopathische Anamnese kann sich über Stunden ziehen, jede scheinbar noch so unwichtige Angewohnheit, Körperreaktion, Äußerung kann für den Homöopathen von Bedeutung sein. Während des Spontanberichts des Patienten interveniert und interpretiert der Homöopath nicht. Die Parallelen zur freien Assoziation der Psychoanalyse sind offenkundig. Anschließend stellt der Homöopath Fragen und untersucht den Patienten gegebenenfalls. Dabei geht er nach dem Kopf-zu-Fuß-Schema vor. Von der Haarwurzel bis zum kleinen Zeh wird der Körper penibel in Augenschein genommen. Man könnte den Eindruck gewinnen, dass kein Computertomograf einen Menschen so intensiv zu durchleuchten vermag, wie ein Homöopath es kann. Mit dem gewichtigen Unterschied, dass der Tomograf Diagnosen liefert und der Homöopath Fiktionen. Ärzte sind Realisten, Homöopathen Geschichtenerzähler. Letzteres mag sympathischer erscheinen, birgt aber durchaus Gefahren. Fehldiagnosen und verhinderte bzw. zu spät begonnene wirksame Therapien sind die Folgen allzu großen Vertrauens in eine rein suggestive Behandlungsmethode.

Was immer man von Homöopathie hält, im Hinblick auf die Medizin zur Zeit ihrer Entstehung muss man ihrem Erfinder Samuel Hahnemann fast dankbar sein. Denn die Geschichte der Homöopathie zeigt, worin das negative Image der »Schulmedizin« gründet. Und wie schon bei der TCM sind verblüffende Missverständnisse für den Erfolg verantwortlich.

Mit »Nichts« gegen die Übermacht der Ärzte

Hahnemann entwickelte mit der Homöopathie eine Therapieform, die gegensätzlicher zur gängigen medizinischen Praxis seiner Zeit nicht hätte sein können. Damals wütete die sogenannte »heroische Medizin«, auf die im 3. Kapitel bereits eingegangen wurde und die vielen Menschen mehr Leid als Heilung brachte. Oftmals waren die Kranken besser dran, wenn sie nicht von Ärzten drangsaliert wurden. Genau da setzte Hahnemann an. Genau das ist der Grund, warum es immer wieder heißt, Homöopathie hätte damals Menschen das Leben gerettet.

Der Arzt Hahnemann erkannte, dass die drastischen medizinischen Eingriffe selten zu Genesung führten. So war er ein

Gegner des Aderlasses, was für die damalige Zeit fortschrittlich gewesen ist und ihm den Ruf eines Nestbeschmutzers einbrachte. Hahnemanns Biografie zeichnet das Bild eines hochintelligenten, unsteten Geistes, der von einem Ort zum nächsten zog, von Ehrgeiz und Existenznöten getrieben. Immer wieder geriet er mit seiner Großfamilie in Armut, und vielleicht resultiert auch daher sein unbedingter Wille zum Erfolg.

Die Entwicklung der Homöopathie als heilkundliches System war für die damalige Zeit ein revolutionärer Akt. Hahnemann setzte den peinigenden Methoden seiner Arztkollegen zwei tatsächlich *sanfte* Therapien entgegen: pharmakologisch wirkungslose Mittel und Psychotherapie. Letzteres zwar nur versuchsweise, aber immerhin erkannte Hahnemann die Bedeutung einer vertrauensvollen Arzt-Patienten-Bindung. Hahnemann publizierte am laufenden Band, wodurch sich seine Lehre in Fachkreisen verbreitete und europaweit Anhänger fand. Von Anfang an jedoch standen sich Befürworter und Gegner der Homöopathie erbittert gegenüber. Zum durchschlagenden Erfolg der Homöopathie haben Hahnemanns fortschrittliche Theorien zur Cholera beigetragen.

Lange vor der Entdeckung der Mikroben als Krankheitserreger ging Hahnemann davon aus, dass die Cholera durch »Lebewesen niederer Ordnung«, also Bakterien, ausgelöst wird. Damit widersprach er zeitgenössischen Annahmen, wonach die Cholera »epidemisch-atmosphärisch-tellurischer Natur« sei. Da Hahnemann annahm, dass die gefährliche Durchfallerkrankung »contagiös ansteckend und von Menschen auf Menschen übergehend«[45] war, drängte er auf Desinfektionsmaßnahmen wie das Auskochen von kontaminierten Kleidungsstücken, das Reinigen von Räumen mit Kampferspiritus und auf strenge Quarantäne für Infizierte. Hahnemanns Ansatz ging in die richtige Richtung. Allerdings hatte der Geburtshelfer John Snow 1849 herausgefunden, dass die Cholera durch verunreinigtes

Wasser übertragen wird. Snow gilt als erster Epidemiologe der Welt, und ihm ist es zu verdanken, dass 1866 letztmalig die Cholera in Großbritannien ausbrach. Hahnemanns Verdienste bei der Cholera-Therapie gründeten darauf, dass er sich vehement gegen Maßnahmen aussprach, die den erkrankten Körper weiter schwächten. Besonders erfolgreich war dieser Heilansatz im London Homeopathic Hospital, wo 1854 viele Cholera-Patienten behandelt wurden. Die Überlebensrate war in diesem Krankenhaus mit 84 Prozent fast doppelt so hoch wie in gewöhnlichen Krankenhäusern.[46] Homöopathen werteten dies als Beweis für die Wirksamkeit ihrer Therapien. In Wirklichkeit lassen sich rationalere Gründe festmachen als eine Behandlung mit »geistartigen« Substanzen. So suchten vor allem wohlhabende und somit besser gepflegte und ernährte Patienten das homöopathische Krankenhaus auf. Zudem wurden dort Hahnemanns Hygiene-und Desinfektionsempfehlungen berücksichtigt. Der konsequente Verzicht auf »heroische Medizin« mag das Übrige getan haben. Statt den geschwächten Patienten durch Aderlass zusätzlich Flüssigkeit und Nährstoffe zu entziehen, verabreichte man ihnen mit Kampfer versetztes Mineralwasser. Und natürlich homöopathische Mittel. Die Gabe der Mittel kann man nach heutigem Stand der Wissenschaft mit zwei Behandlungsansätzen vergleichen: mit Placebogabe und/ oder Kontrollgruppe, die gar keine Medikamente bekommt. Denn die Gabe von wirkstofflosen Mitteln gleicht einer Nicht-Medikalisierung. Das war zur Zeit der »heroischen Medizin« mit ihren Giften oftmals die bessere Wahl.

Hahnemanns Empfehlungen zur Behandlung der Cholera sind sicher nicht gering zu schätzen. Sie blieben aber sein einziger nachweisbarer Verdienst. Sein Antrieb, Menschen heilen zu wollen, ohne ihnen weiteren Schaden zuzufügen, war für die Zeit der »heroischen Medizin« aller Ehren wert. Aber während die Homöopathie auch nach Hahnemanns Tod zwar immer weitere Verbreitung fand, aber kaum grundlegend weiterentwickelt wurde, machte die Medizin ab der Mitte des 19. Jahrhunderts gewaltige Fortschritte. Hahnemann starb 1843, dem Jahr, in dem Robert Koch geboren wurde. Im Jahr 1876 beschreibt Koch den Lebenszyklus des Milzbrand-Erregers und legt damit den Grundstein für die Mikrobiologie und das Verständnis von Infektionskrankheiten. 1905 bekommt Koch den Nobelpreis. Bereits seit 1796 gab es die Schutzimpfung gegen Pocken. Ende der 1860er-Jahre kamen Impfstoffe gegen Tollwut und Milzbrand dazu. Nun hatte die Medizin ihre »heroische« Verirrung hinter sich gelassen und setzte stärker auf wissenschaftsbasierte, wirksame und weniger martialische Methoden. Das trug zu ihrer Akzeptanz bei Patienten bei. Die Homöopathie hingegen verlor an Bedeutung. Sie hatte im Vergleich zur wissenschaftlichen Medizin weder Erfolge vorzuweisen noch ließ sich ihre Wirksamkeit bestätigen. Bis in die Dreißigerjahre spielte die Homöopathie nur noch eine marginale Rolle. Erst unter den Nationalsozialisten erfuhr sie eine neue Blüte. Im 2. Kapitel wurde bereits gezeigt, dass die Homöopathie unter den Nationalsozialisten massiv gefördert wurde, bis die groß angelegte Studie des Reichsgesundheitsministeriums zu einem desaströsen Ergebnis führte.

Nobelpreisverdächtige Forschungen?

Bis zum heutigen Tag konnte keine einzige seriöse Studie und keine noch so empfindliche Technologie eine haltbare Begründung für die Wirksamkeit der Homöopathie liefern. Immer wieder verweisen Anhänger auf Studien, die den Nachweis der Wirksamkeit erbracht haben sollen. Tatsächlich erschien 1988 in der hoch angesehenen Wissenschaftszeitschrift *Nature* ein Forschungsbericht, der das mysteriöse »Wassergedächtnis« belegen sollte. Die Fachwelt stand kopf. Die meisten Heilpraktiker und Homöopathen geben selbst zu, dass in den Hochpotenzen keinerlei Wirkmoleküle vorhanden seien. Sie erklären die Wirkung der homöopathischen Mittel damit, dass Wasser eine Erinnerungsfunktion besitze, dass die Wirkstoffinformation selbst bei extremsten Verdünnungen erhalten bleibe und sich durch Schütteln und Rühren gar steigern lasse. Der französische Arzt Jacques Benveniste (1935–2004) wollte 1988 den Beweis erbracht haben, dass extrem verdünnte Antigene weiße Blutkörperchen beeinflussen würden. Bei *Nature* war man, was eine Veröffentlichung anging, skeptisch, da diese Behauptung naturwissenschaftlichen Erkenntnissen zuwiderlief. Man bat um Wiederholungen des Experiments. Verblüffenderweise zeigte sich das gleiche Ergebnis, nämlich dass die homöopathisch verdünnte Substanz auf die Blutzellen einwirkte. Das Team von *Nature* ließ sich nicht beirren und fand bald die Schwachstelle der Versuchsanordnung: Bei allen Versuchen war es dieselbe Assistentin, die die Reagenzgläser überprüfte – und die wusste, in welchen sich welche Lösung befand. Es stellte sich heraus, dass sie Anhängerin der Homöopathie gewesen war und sehr wahrscheinlich die Ergebnisse zu ihren Erwartungen hin verzerrte. Das muss sie nicht unbedingt vorsätzlich gemacht haben. Außerdem waren zwei Forscher an dem Projekt beteiligt, die von einem französischen Homöopathieunternehmen mit Millionenbeträgen ausgestattet worden waren. Also startete man weitere Tests und dieses Mal doppelblind. Das Ergebnis: Die besagten Zellen verhielten sich so unauffällig wie die Zellen in der Kontrollgruppe. Der Hokuspokus war vom Tisch, die Welt wieder in ihrer naturwissenschaftlichen Ordnung. Benveniste erhielt den Nobelpreis gleich zweimal, allerdings handelte es sich hier um den satirischen Ig-Nobelpreis.

Doch es gab noch weitere scheinbar spektakuläre Studien, die den Nachweis der Wirksamkeit homöopathischer Mittel belegen sollten. So erschienen 1997 in der ebenso renommierten Zeitschrift *Lancet* die Ergebnisse einer Metaanalyse, der zufolge Homöopathie wirksamer sei als ein Placebo. Später jedoch wurde diese Vergleichsstudie mit strengeren, neu entwickelten Bewertungsmethoden nochmals geprüft. Der Autor der Analyse, Klaus Linde, der einige Jahre zuvor noch die Wirksamkeit der Homöopathie bestätigt hatte, räumte 1999 ein, dass »unsere Metaanalyse die Wirksamkeit homöopathischer Behandlungen zumindest überschätzt hat«.[47]

Heilpraktiker und Homöopathen beziehen sich noch heute auf die Linde-Studie von 1997 und verschweigen die späteren Einsichten. Sämtlichen ernüchternden Ergebnissen zum Trotz gehört die Homöopathie zu den beliebtesten paramedizinischen Methoden. Fast jeder Heilpraktiker und beinah jede Hebamme bietet sie an, und auch Ärzte sind seit Langem mit im Geschäft. Viele Krankenkassen übernehmen die Kosten des Anamnesegespräches. Die Lobbyarbeit läuft wie geschmiert (siehe Kapitel 6).

Dass Kunden aufhören werden, viel Geld für Zuckerpillen auszugeben, davon ist nicht auszugehen. Bei banalen Beschwerden wie Wetterfühligkeit oder Schnupfen – von mir aus. Wenn aber bei einer bakteriellen Bronchitis so lange Globuli geschluckt werden, bis der Notarzt kommen muss, dann ist Schluss mit lustig. Und wenn Heilpraktiker behaupten, Globuli würden bei Krebs die »Selbstheilungskräfte anregen«, so ist das eine gefährliche Lüge. Um es mit den Worten der Homöopathie-Kritikerin Natalie Grams auf den Punkt zu bringen: »Die Nebenwirkung der Homöopathie ist unterlassene Hilfeleistung.«[48]

Und Zucker wirkt doch!

Dass Zucker wirkt, habe ich allerdings selbst erfahren. Als mein Sohn zahnungsquengelig war, dachte ich: Einen Versuch ist es wert. Ich habe ihm also ein paar Krümelchen Rohrzucker gegeben. Er war sofort ruhig. Hätte ich ihm Globuli gegeben, wäre die Welt wieder um eine Globuli-Anekdote reicher gewesen. Auch Pusten wirkt bei Kinder-Wehwehchen noch immer Wunder. Zum Trösten bedarf es keiner Globuli. Auch sollten (gesunde) Kinder nicht unter Dauermedikation stehen. Wenn Kinder bei jedem Stolpern im Sandkasten, jedem Niesen und Temperaturanstieg mit Globuli gefüttert werden, dann verhindert das die Erfahrung, dass harmlose Wehwehchen von alleine wieder verschwinden. Es könnte sich ein falscher Lerneffekt einstellen, nämlich dass gegen jede Unannehmlichkeit sofort ein Gegenmittel parat sein muss. Das könnte Zwangs- und Suchtverhalten fördern. Wer jedoch seinem Kind bei Schmerzen und anhaltend hohem Fieber Globuli statt Ibuprofen gibt, handelt schlichtweg unmenschlich.

Hahnemann hätte geimpft

Homöopathie und Impfgegnerschaft sind eng verschwistert. Historisch gesehen allerdings völlig zu unrecht. Auch wenn das für impfkritische Homöopathie-Anhänger ein schwerer Schlag sein mag, aber Samuel Hahnemann war ein Verfechter von Impfungen. Im *Organon* zeigt er sich fasziniert von den Erfolgen der Pockenimpfung: »Denen, welche zuerst die sog. Isopathie zur Sprache brachten, schwebte vermutlich die Wohltat vor Augen, welche die Menschheit durch Anwendung der Kuhpocken-Einimpfung erfuhr, dass dadurch der Eingeimpfte von aller künftigen Menschenpocken-Ansteckung frei erhalten und gleichsam schon im Voraus von Letzterer geheilt ward.«[49] Und weiter: »Dies scheint der Grund des so wohltätigen, merkwürdigen Ereignisses zu seyn, daß seit der allgemeinen Verbreitung der Jenner'schen Kuhpockenimpfung, die Menschenpocken nie wieder unter uns, weder epidemisch, noch so bösartig erscheinen wie vor 40 bis 50 Jahren, wo eine davon ergriffene Stadt wenigstens die Hälfte und oft drei Viertel ihrer Kinder durch den jämmerlichen Pesttod verlor.«[50] Hahnemann sah sich als fortschrittlichen Geist und nicht als nostalgischen Anhänger einer abergläubischen Naturheilkunde. Impfungen waren für ihn ein Segen. An diesem Punkt kann man Hahnemann nur zustimmen.

Eine Eins mit 60 Nullen

Wer trotz der erdrückenden Studienlage noch immer von der Wirkkraft der Homöopathie überzeugt ist, der ist eben resistent gegen Vernunftargumente. Der britische Arzt und Journalist Ben Goldacre versucht dennoch standhaft aufzuklären. Mit viel Wissen und Witz demontiert er in Kolumnen und Büchern sowohl alternativmedizinische Glaubenssätze als auch Mechanismen der Pharmaindustrie. Von Goldacre gibt es ein schönes Beispiel, das die geradezu kosmischen Dimensionen der Unmöglichkeit der Homöopathie wunderbar veranschaulicht: »Eine homöopathische Aufbereitung C30 ist eine Verdünnung von eins zu 100 hoch 30 oder 10 hoch 60 oder eins gefolgt von 60 Nullen. Zum Vergleich: Es gibt nur etwa 100 000 000 000 000 000 000 000 000 000 000 000 000 000 000 000 Wassermoleküle in einem olympiatauglichen Schwimmbecken. Man stelle sich eine Wasserkugel vor mit einem Durchmesser von 150 Millionen Kilometern (der Abstand von der Erde zur Sonne). Licht benötigt acht Minuten, um diese Entfernung zurückzulegen. Man stelle sich eine Wasserkugel dieser Größe vor mit nur einem Molekül einer beliebigen Substanz darin: Das ist eine C-30-Verdünnung. Bei einer homöopathischen Verdünnung von C200 ist der Verdünnungsgrad der heilenden Substanz höher als die Gesamtzahl der Atome im Universum, und zwar bei Weitem höher.«[51]

Bachblütentherapie und Biochemie nach Schüßler beruhen auf sehr ähnlichen Vorstellungen wie die Homöopathie und sind dementsprechend pharmakologisch wirkungslos. Sie werden daher hier nicht weiter besprochen.

Hypnose

Hypnose ist eine Technik, die einen entspannten Wachzustand erzeugt, in dem das Bewusstsein stark fokussiert ist. Entgegen landläufiger Auffassungen ist die Hypnose kein Tiefschlaf, sondern ein Zustand tiefer Konzentration, in dem die Aufmerksamkeit durchaus gelenkt werden kann. Unter Hypnose verändert sich das vernunftgesteuerte Kontrollsystem, sodass Zusammenhänge anders als im normalen Wachzustand erfasst werden können. Diesen Effekt machen sich verschiedene (psycho-)therapeutische Ansätze zunutze. Das Verfahren der Hypnose gilt als gut erforscht. Atmung, Pulsschlag und Herzfrequenz verlangsamen sich unter dem tranceähnlichen Zustand. Auch der Blutdruck sinkt, und die Erregungsleitung der Nerven sowie die Muskelspannung nehmen ab. Hypnose wirkt auf zahlreiche Vorgänge des autonomen Nervensystems.

Eine der gängigsten therapeutischen Anwendungen ist die Hypnotherapie, auch Hypnosepsychotherapie genannt. Deren Wirksamkeit ist wissenschaftlich gut belegt. Mittels Kernspinresonanztomografie (MRT) und der Elektroenzephalografie (EEG) konnten hirnphysiologische Abläufe unter Trance-Zuständen eindeutig nachgewiesen werden. Hypnose wird bei vielen körperlichen, psychosomatischen und psychischen Erkrankungen – vor allem in Kombination mit Verhaltenstherapie – eingesetzt. Bei einigen zeigen sich positive Effekte, bei anderen steht der Nachweis der Wirksamkeit noch aus. Insbesondere beim Reizdarmsyndrom, bei Reizmagen, chronischen Krebsschmerzen, Tinnitus, psychischen Störungen und (Schlangen-)Phobien gibt es Hinweise, dass Hypnose in einigen Fällen wirkungsvolle Effekte erzielen kann. Ob die Hypnotherapie jedoch zur Raucherentwöhnung tatsächlich hilfreich ist, konnte in Studien bislang nicht ausreichend nachgewiesen werden.

Die Hypnose gilt in Händen qualifizierter, verantwortungsvoller Therapeuten als seriös. Vorsicht ist geboten bei überzogenen Heilungsversprechen.

Irisdiagnostik

Die Irisdiagnostik ist eine bei Heilpraktikern weit verbreitete Diagnosetechnik. Sie reicht bis ins 17. Jahrhundert zurück, wo es die Vorstellung gab, dass sich organische Erkrankungen in der Iris (Regenbogenhaut) des Auges ablesen lassen. Dabei wird die Farbverteilung der Pigmente ebenso wie Struktur des Bindegewebes (Stromas) im Auge als Hinweis für Erkrankungen an anderen Organen herangezogen. Die Irisdiagnostik ist nicht mit der konventionellen Augenuntersuchung beim Arzt zu verwechseln. Irisdiagnostiker meinen, dass bestimmte Sektoren der Regenbogenhaut bestimmte Organe repräsentieren. Anomalien auf einem Sektor würden daher Hinweise auf Erkrankungen des entsprechenden Organs geben.

Diese simple Analogie ist nach medizinischen Erkenntnissen unhaltbar und entbehrt anatomisch gesehen jeder Grundlage. Es gibt keine Nervenbahnen, die den gesamten Körper mit der Iris verbinden. Farbflecken und unregelmäßige Strukturen der Iris sind physiologisch und haben keinen Krankheitswert. Zwar gibt es krankhafte Veränderungen der Iris, diese decken sich aber nicht mit den Irisphänomenen der Irisdiagnostik. Außerdem sind verschiedene »Iriskarten« im Umlauf, die jeweils andere Diagnosen stellen. Fehldiagnosen sind damit wahrscheinlich.

Der Wissenschaftliche Beirat der Bundesärztekammer Deutschlands warnt vor dem Verfahren der Iridologie und »Pupillendiagnostik«.

Kinesiologie

Die Kinesiologie wurde Anfang der Sechzigerjahre vom US-Chiropraktiker George J. Goodheart (1918–2008) entwickelt. Dieser ging davon aus, dass die Kraft eines Muskels auf Krankheiten in der zugehörigen Reflexzone hinweisen kann. Aber auch emotionale Probleme, Lebensmittelunverträglichkeiten, Stress oder ein allgemein gestörter Energiefluss drücken sich in geschwächter Muskelspannung aus. Üblicherweise wird die Diagnose erstellt, indem der Behandler eine Kraft auf den ausgestreckten Arm des Patienten ausübt. Der Behandler schätzt nun die gegenwirkende Kraft des Patienten ab, wenn er z. B. nach Gefühlen oder Gedanken fragt oder auch eine zu testende Substanz (häufig homöopathisch) in die Hand des Patienten drückt. Nach der Qualität der Kraft des Patienten stellt der Kinesiologe die Diagnose.

Die Kinesiologie ist sehr fehleranfällig, da es eine rein suggestive Methode ist. Sowohl Therapeut wie auch Patient können die Muskelspannung und den Gegendruck wissentlich oder unwissentlich steuern. Außerdem ermüdet der getestete Muskel nach mehreren Testläufen.

Zahlreiche wissenschaftliche Studien zeigten, dass die Ergebnisse der kinesiologischen Diagnostik nicht reproduzierbar waren.[52] Unterschiedliche Kinesiologen kamen bei gleichen Patienten zu unterschiedlichen Diagnosen. Auch gibt es keinen wissenschaftlich plausiblen Wirkmechanismus der Kinesiologie.

Die Enquete-Kommission »Sogenannte Sekten und Psychogruppen« des Deutschen Bundestages ordnete die Kinesiologie 1998 den »esoterischen Heilmethoden« zu.

Massage

Massage ist eine der ältesten Heilmethoden der Menschheit. Durch Massage wird mittels Druck- und Zugreizen, durch Streichen, Reiben, Kneten und Klopfen auf Haut, Bindegewebe und Muskulatur eingewirkt. Nicht nur mit den Händen, sondern auch mit Geräten werden Ultraschallmassagen, Elektromassagen und Unterwassermassagen durchgeführt. Massage regt Durchblutung und Harnausscheidung an, normalisiert die Körpertemperatur, reguliert die Muskelspannung und vergrößert dadurch die Beweglichkeit. Auch eine Reduktion von Stresshormonen im Blut konnte nachgewiesen werden. Spezielle Atemmassagen können das Atmen erleichtern, Klopfmassagen lösen Bronchialschleim. Durch Massage an den Lymphbahnen kann gestaute Lymphe drainiert werden. Berührungstherapien wirken sich allgemein positiv auf die Stimmung aus und werden daher auch bei Angststörungen und Depressionen eingesetzt. Das Anwendungsspektrum von Massagetherapien ist groß. Die Studienlage ist bei den genannten Einsatzgebieten günstig. Massage kann zwar keine Wunder herbeiführen, aber durchaus zur Schmerzlinderung, Entspannung und zum Wohlgefühl beitragen.

Neuraltherapie nach Huneke

Die Neuraltherapie wurde von den Brüdern Walter Huneke und Ferdinand Huneke (1891–1966) entwickelt. Sie geht auf einen Kunstfehler des Arztes Ferdinand Huneke zurück. Dieser injizierte seiner an Migräne leidenden Schwester das Schmerzmittel Procain versehentlich in eine Vene statt in einen Muskel. Daraufhin verschwanden urplötzlich ihre Kopfschmerzen. Das sogenannte »Sekundenphänomen« der Neuraltherapie war in der Welt. Die Huneke-Brüder untersuchten in der Folge den

Wirkmechanismus und meinten, ihn in einem Effekt auf das vegetative Nervensystem ausfindig gemacht zu haben. Sie behaupteten, dass es sog. Fernwirkungen geben müsse. Dass eine Einwirkung auf eine Körperregion an einer anderen Körperregion direkte Auswirkungen haben müsse. Die Hunekes entwickelten daraufhin die »Störfeldtheorie« und die »Segmenttheorie«. Demnach kann jede Erkrankung störfeldbedingt sein, kann jede Erkrankung oder Verletzung ein Störfeld verursachen und ist jede Störfelderkrankung ausschließlich durch die Ausschaltung des Störfeldes heilbar. Die Therapie besteht in der Regel aus lidocain- bzw. procainhaltigen Injektionen an den entsprechenden Stellen.

Belege für die Wirksamkeit der Neuraltherapie gibt es nicht. Studien, die positive Effekte nachgewiesen haben, werden aufgrund sehr kleiner Teilnehmerzahlen als nicht aussagekräftig beurteilt. Allerdings tritt häufig eine Symptomverbesserung nach einer Neuraltherapie auf, diese ist aber einmal durch das Betäubungsmittel bedingt und zweitens durch den Placeboeffekt. Es gilt als gesichert, dass durch Punktierungen mit Akupunkturnadeln oder Spritzen regelmäßig Placebowirkungen eintreten.

Nach Injektionen mit örtlich wirksamen Betäubungsmitteln treten als Nebenwirkungen u. a. Schwindel und Übelkeit auf. Auch schwere allergische Reaktionen sind möglich. Unter Umständen kann es zu Störungen der Erregungsleitung des Herzens bis hin zum Herzstillstand kommen, sehr selten zu Schäden am Zentralnervensystem nach Neuraltherapie. Es sind einige Todesfälle nach Neuraltherapie belegt.[53] Heilpraktiker dürfen seit 2006 nur noch »quaddeln«, also keine tiefen Injektionen mehr vornehmen.

Orthomolekulare Medizin

Die orthomolekulare Medizin propagiert die Einnahme hochdosierter Vitamine und Mineralstoffe zur Vermeidung und Behandlung von Krankheiten. Das klingt zunächst logisch, wenn man bedenkt, dass Menschen jahrhundertelang schweren Vitaminmangelerkrankungen erlegen sind, etwa Rachitis, Beri-Beri und Skorbut, um nur einige zu nennen. Erst Anfang des 20. Jahrhunderts wurden die lebenswichtigen Funktionen von Vitaminen entdeckt. Durch gezielte Vitamingaben konnten fortan Erkrankungen verhindert oder gelindert werden.

Die orthomolekulare Medizin schießt nun mit ihrem Hochdosierungsansatz oftmals über das Ziel hinaus. Die von ihr empfohlenen Dosen sind oft um ein Vielfaches höher als die nationalen Verzehrempfehlungen. Weil die biochemischen Vorgänge in Zellen und Geweben als weitgehend geklärt gelten, weiß man auch, wie viele Einheiten pro Tag an Vitaminen, Mineralstoffen und Spurenelementen ein gesunder Körper benötigt. Dass eine drastische Dosissteigerung, wie sie die Orthomolekulare Medizin vorsieht, irgendeinen gesundheitlichen Nutzen hat, wird stark angezweifelt. Im Gegenteil sind schädliche Folgen ungezügelten Vitaminkonsums bekannt. Zahlreiche Studien belegen, dass eine längerfristige hochdosierte Gabe von Vitaminen zu ernsthaften Gesundheitsschäden führen und sogar die durchschnittliche Lebenserwartung verkürzen kann.

Die orthomolekulare Medizin soll u. a. folgenden Erkrankungen vorbeugen: Krebs, Multipler Sklerose, Arteriosklerose, Altersdiabetes, Osteoporose, Rheuma und grippalen Infekten. Davon konnte bislang nichts bestätigt werden. Sofern man nicht an einem ärztlich bzw. labortechnisch diagnostizierten Vitaminmangel leidet, sollte man nicht eigenmächtig zusätzliche Vitamine einnehmen. Allerdings gilt das nicht für die Einnahme von Folsäure während der Schwangerschaft, die Vitamin-K-Gabe bei Neugeborenen und die Supplementierung von

Vitamin D (insbesondere bei Babys). Diese werden von den entsprechenden Fachgesellschaften ausdrücklich empfohlen.

Progressive Muskelentspannung nach Jacobson

Der Entdecker dieses Entspannungsverfahrens ist der amerikanische Arzt Edmund Jacobson. Dieser beschäftigte sich Anfang des 20. Jahrhunderts eingehend mit der Funktion der Muskeln und fand heraus, dass durch ein gezieltes Anspannen und anschließendes Lösen einzelner Muskelgruppen eine tiefe Entspannung erreicht werden kann. Wenn wir Angst haben, unter starker Anspannung oder Druck stehen, spannt sich automatisch unsere Muskulatur an, z. B. schließt man die Hände unbewusst zur Faust oder zieht die Schultern hoch. Je größer die psychische Anspannung durch Ereignisse wie Stress, Angst oder Ärger ist, desto ausgeprägter sind auch die Muskelanspannungen. Unter Umständen können sich Blockaden ergeben, die Schmerzen und psychosomatische Störungen verursachen.

Die Progressive Muskelentspannung (PM), Tiefenmuskelentspannung oder »Progressive Relaxation« genannt, verhilft durch Auflösung muskulärer Spannungszustände zu geistiger und körperlicher Ruhe und Erholung im oft belastenden Alltag. Ganz nach dem Motto: durch körperliche Entspannung hin zur seelischen Entspannung. Stressbedingte Beschwerden lassen nach, die Entspannung wirkt sich positiv auf den ganzen Körper aus, macht ruhig und gelassen.

Progressive Muskelentspannung ist leicht erlernbar, man benötigt keine Vorkenntnisse oder ein ausgeprägtes Vorstellungsvermögen. Die Methode ist sogar leichter zu erlernen als Autogenes Training. Während Autogenes Training auf Selbstsuggestion beruht, handelt es sich bei der progressiven Muskelentspannung um eine rein körperliche Methode. Als solche ist sie – neben der

Behandlung von Verspannungen und Haltungsschäden – gut zur Stressbewältigung für nervöse und unruhige Menschen geeignet.

Qigong und Tai-Chi

Qigong und Tai-Chi sind chinesische Atem- und Bewegungstechniken, die zur Steigerung der Konzentration und allgemeinen Gesunderhaltung ausgeübt werden. Beiden Techniken gemein sind langsame, fließende Bewegungsabläufe. Mit den Übungen soll – so die Vorstellung – das Qi, die Lebensenergie, zum ungehinderten Fließen gebracht werden. Die Vorstellung einer universellen Lebenskraft gehört ins Reich der Magie, aber heutzutage besitzen diese Ideen ohnehin eher metaphorischen Charakter.[54] Tatsächlich erwiesen sind positive Effekte auf den Körper, wie ausgeglichenere Atmung und bessere Durchblutung. Bei älteren Schmerzpatienten kann Qigong zur Senkung eines Bluthochdrucks beitragen. Auch zur Behandlung des prämenstruellen Syndroms eignet sich Qigong. Tai-Chi kann die Schlafqualität älterer Menschen erhöhen und ebenfalls blutdrucksenkend wirken. Außerdem kann es den Gleichgewichtssinn und die Koordinationsfähigkeit verbessern. Damit sich die positiven Effekte der Übungen einstellen, ist regelmäßiges Üben notwendig.

Reiki

Reiki wurde Anfang des 20. Jahrhunderts von Mikao Usui in Japan erfunden. Reiki bedeutet so viel wie »geistige Lebensenergie« oder »göttliche Energie«. Beim Reiki soll – die ideelle Grundlage – universelle Energie von einem Menschen auf einen anderen übertragen werden. Der Behandler erzeugt die Lebensenergie jedoch nicht selber, sondern stellt gewissermaßen einen Kanal für diese dar. Reiki wird umgangssprachlich auch als »Handauflegen« bezeichnet. Durch diesen Vorgang sollen heilende Kräfte im Körper freigesetzt werden.

Ursprünglich wurde Reiki nur von Meistern an ihre Schüler weitergegeben. Auch heute kann man noch in einem dreistufigen Einweihungsverfahren zum Reiki-Meister werden. Man kann aber auch in Tageskursen Reiki erlernen. Eine besondere Qualifikation ist nicht nötig. Einige hochwertige Studien untersuchten die Wirkungen von Reiki-Gaben, konnten aber keine signifikanten Ergebnisse verzeichnen. Kleinere Studien belegten stimmungsaufhellende Wirkungen bei depressiven Patienten und schmerzlindernde Wirkungen bei Krebspatienten. Einige Forscher gehen davon aus, dass diese Effekte auf Suggestion beruhen.[55]

Da von Reiki keine Gefahren ausgehen und eine Reiki-Gabe eine wohltuende Wirkung entfalten kann, spricht nichts gegen eine Behandlung. Allerdings sollte man den esoterischen Hintergrund nicht allzu ernst nehmen.

Zelltherapien

Zelltherapien sind in den meisten Ländern der Welt verboten. In Deutschland jedoch nicht. Hier werden sie von Ärzten und Heilpraktikern angeboten. Zelltherapien wurden bereits in den Dreißigerjahren entwickelt. Bei der Frischzelltherapie werden Zubereitungen aus tierischem Gewebe injiziert, um das Immunsystem zu aktivieren. Die Zelltherapien haben je nach Anbieter unterschiedliche Bezeichnungen wie Organotherapie, Zytoplasmatische Zell-Therapie (Therapie nach Theurer), Thymustherapie, Serumtherapie (Wiedemann-Kur) oder Zelltherapie nach Niehans.

Die Frischzellentherapie gründet auf der Vorstellung, dass injizierte Zellen von Tierföten eine revitalisierende, gar verjüngende Wirkung entfalten können. Bei der Thymustherapie wird davon ausgegangen, dass die injizierten Thymusbestandteile das menschliche Immunsystem anregen und das Knochenmark zur Bildung neuer Zellen animieren können – etwa bei Multiple-Sklerose- oder Parkinson-Patienten.

Zelltherapien sind jedoch hoch umstritten. Im Jahr 2014 erkrankte eine Gruppe Amerikaner, die sich in Deutschland einer Frischzellenkur unterzogen hatten, am lebensgefährlichen Q-Fieber. Das Q-Fieber war offenbar durch die Injektion übertragen worden. Die US-Seuchenschutzbehörde (CDC) warnte deshalb vor diesen fragwürdigen Therapien in Deutschland. Eigentlich sollte dieses Verfahren längst verboten sein. Im Jahr 1997 kam es infolge der Frischzell-Spritzen zu mehreren Todesfällen, woraufhin das Bundesgesundheitsministerium ein Verbot erwirkt hat. Allerdings klagten einige Anbieter, woraufhin der Bundesgerichtshof das Verbot aus formalen Gründen aufhob. Zuständig sei nicht der Bund, sondern die Länder. Die Nutzen-Risiko-Abwägung fällt bei den Zellkuren besonders negativ aus. Es gibt keine Indikationen, bei denen diese Therapien irgendeinen Vorteil anderen Therapien gegenüber hätten.

6. »Wer heilt, hat recht«

Phrasen und Antworten

Anhänger der Paramedizin haben es gut. Einmal positive Erfahrungen mit ihr gemacht, und schon sind sie über jeden Zweifel erhaben. Anekdoten über Wunderheilungen machen sich auch im Smalltalk besser als nüchterne Vorträge über wissenschaftliche Studien. Das Kolportieren von grenzwissenschaftlichen Erfahrungen funktioniert u. a. deshalb so erfolgreich, weil naturwissenschaftliche Bildung generell eine untergeordnete Rolle spielt, wie der amerikanische Psychologe Barry L. Beyerstein beklagte. Diese Einschätzung deckt sich mit der Alltagserfahrung, wonach niemand stolz in die Welt posaunen würde, dass er Probleme mit der Rechtschreibung habe. Dagegen rühmen sich viele geradezu damit, in Mathematik und Physik eine Niete zu sein. Im selben Atemzug verbrüdert man sich auch noch mit Albert Einstein, der mit den Zahlen angeblich auch auf Kriegsfuß gestanden haben soll. Dieser Mythos hält sich hartnäckig. Tatsächlich weist Einsteins Maturazeugnis von 1896 eine Menge Sechsen auf, u. a. in Algebra, Geometrie und Physik. In der Schweiz jedoch hat die Schulnote 6 die Bedeutung von »sehr gut«. Der erste Biograf Einsteins hatte das deutsche mit dem Schweizer Notensystem verwechselt – der Mythos von Einstein als Schulversager war in der Welt.

Naturwissenschaftliche Begabung ist nicht jedem in die Wiege gelegt. Auch ich hätte mir noch vor einiger Zeit nicht träumen lassen, dass ich mich einmal verstärkt für Zellen, Moleküle und Quantenverschränkung interessieren würde. Das kam erst, als ich mich gezwungen sah, die Glaubenslehren der Paramedizin zu hinterfragen.

Es gibt ein zentrales Element, das in nahezu jeder alternativmedizinischen Methode eine Rolle spielt: Das ist die Vorstellung von einer bestimmten Form von »Energie«. Diese hat nicht viel mit der gleichnamigen physikalischen Größe zu tun. Sie ist vielmehr ein hypothetisches Konstrukt und hat ihre Ursprünge in antiken Philosophien. Die Vorstellungen von »Feinstofflichkeit«, »Äther« und »Seele« stammen aus dem 3. Jahrhundert v. Chr. und bilden bis zum heutigen Tag den Glutkern vieler paramedizinischer Lehren. Ob Akupunktur, Anthroposophische Medizin, Homöopathie, Reiki, Edelsteintherapie, Bioresonanz oder Osteopathie. All diese Verfahren gehen von Leitbahnen, Energieströmen und Energie-Blockaden, von Astralleibern oder von potenzierter Energie aus.

Die moderne Technik ist zwar in der Lage, Milliarden Lichtjahre entfernte Galaxien ausfindig zu machen, übersinnlichen Energien ist sie aber vergebens auf der Spur. Womöglich verbirgt sich hinter der Hinwendung zur Paramedizin eine spirituelle Sehnsucht. Das sei jedem unbenommen. Und selbst wenn man von der Wirksamkeit von Globuli überzeugt ist, dann vergibt man sich doch nichts, wenn man die Ursachen der Wirkung akzeptiert, siehe Placebo.

Sich auf die Naturwissenschaften einzulassen kann ein echter Gewinn sein. Sie kennenzulernen heißt übrigens nicht, das Periodensystem der Elemente oder die Hauptsätze der Thermodynamik auswendig zu können. Es bedeutet, die Dinge auf ihre Plausibilität zu hinterfragen und nicht übersinnlichen und abergläubischen Erklärungen zu erliegen. Als willkommenen Nebeneffekt kann man dadurch auch noch Geld sparen. Denn viele der paramedizinischen Angebote sind nichts als Beutelschneidereien. (In Kapitel 7 werden alternativmedizinische Therapien genannt, die sich in Studien als wirksam erwiesen haben und die ohne Esoterik auskommen.) In der Auseinandersetzung mit alternativen Heilungsansätzen kommen jedoch mit schöner Regelmäßigkeit Argumente, die auch durch fortwährende Wiederholung nicht wahrer werden. Im Folgenden gibt es deshalb eine Übersicht über die populärsten Standard-Einwände der paramedizinischen Fangemeinde.

»Wer heilt, hat recht«

Der Klassiker unter den Phrasen, die den Erfolg paramedizinischer Interventionen untermauern und gleichzeitig Kritik abschmettern sollen. Außerdem Totschlagargument in allen Diskussionen über die Wirkung alternativmedizinischer Verfahren. Zunächst mag die Aussage zutreffend sein. Wer es fertigbringt, jemanden zu heilen, hat alles richtig gemacht. Aber es lohnt sich, den Sinn dieses Arguments einmal genauer zu überprüfen. Heilung ist ein großes Wort. Es bedeutet schließlich die Wiederherstellung des Zustandes vor der Erkrankung. Das ist bei den meisten Bagatell-Erkrankungen der Normalfall, bei schwereren oder chronischen Erkrankungen jedoch entweder kaum möglich oder nur nach langer Zeit abschließend zu beurteilen. Selbst wenn durch die naturheilkundliche Behandlung eine Linderung erreicht werden konnte, heißt das nicht, dass die Erkrankung nicht zurückkommen kann. Die Floskel hat einen leichten Rechtfertigungscharakter und etwas Trotziges. Wer es nötig hat, sie zu benutzen, der ahnt selbst, dass seine Therapie nicht auf plausiblen Wirkmechanismen beruht. Wer mit spekulativen Therapien heilt, hat nicht recht, sondern einfach Glück.

»Alternativmedizin ist natürlich«

Die Güte der Natur ist einer der großen Mythen. Dabei ist die Natur von Anbeginn eine der größten Gegenspielerinnen des Menschen. Naturkatastrophen, Wetterextreme, Bakterien, Viren und andere Keime, Gifte oder radioaktive Strahlung machen Menschen das Leben schwer. Nur weil etwas »natürlich« ist, muss es noch lange nicht gut und harmlos sein. Schon gar nicht Medikamente. Zwar macht die Dosis das Gift. Aber beim Umgang mit pflanzlichen Mitteln herrscht oftmals naive Bedenkenlosigkeit. Auch pflanzliche Präparate haben Nebenwirkungen und können potenziell schwere allergische Reaktionen auslösen. Seit einiger Zeit kippen Gesundheitsbewusste literweise grüne Smoothies in sich hinein. Auch im Glauben, sich etwas Veganes und extrem Natürliches zuzuführen. Aber jede Pflanze ist ein chemisches Konstrukt, das bei Einnahme Wirkungen und Nebenwirkungen zeitigt. Wie jedes andere Lebewesen auch ist sie aufs Überleben ausgerichtet in einer Welt voller Feinde. Da Pflanzen aber weder fliehen noch beißen können, haben sie sich auf »chemische Kriegsführung« verlegt.[56] Ihre Verteidigungstaktik besteht aus der Produktion von abschreckenden Bitterstoffen, hormonähnlichen Substanzen, scharfkantigen Kristallen, Giftstoffen und sogar Antibiotika. Das alles verleibt man sich durch Rohkost ein. Natürlich auch wichtige Vitamine und andere Nährstoffe. Und in Maßen genossen ist das alles weitgehend ungefährlich. Wenn man es aber mit der Zufuhr übertreibt, dann verkehren sich die Schutzwirkungen einiger Stoffe ins Gegenteil, so z. B. die antioxidative Wirkung des Chlorophylls. Eine langfristige Überdosierung von Vitaminen schützt nicht vor Krebs, sondern sie befeuert ihn nachweislich.

Auch zahlreiche Produkte aus der ayurvedischen und Traditionellen Chinesischen Medizin sind mitunter hoch toxisch belastet, so z. B. mit Blei, Quecksilber und Arsen.[57] Wobei diese chemischen Elemente in der Natur vorkommen und folglich »natürlich« sind.

»Bei mir hat Homöopathie geholfen«

Das Wort Homöopathie ließe sich in dieser Aussage auch durch jedes beliebige alternativmedizinische Verfahren ersetzen. Bei Einzelfallschilderungen spricht man in der Wissenschaft von anekdotischer Evidenz. Man kann von ihr nicht auf eine größere Gruppe schließen. Das kann man nur durch empirische Evidenz. Dazu braucht es kontrollierte Studien mit einer hohen Anzahl an Probanden. Erst wenn ab einer bestimmten Anzahl an Probanden das Verum, etwa ein Medikament oder eine Substanz, besser wirkt als das Placebo, spricht man von einem wirksamen Medikament. Zur Zulassung eines Arzneimittels wird eine angemessene Wirksamkeit in der angestrebten Indikation gefordert. Das heißt nicht, dass das Medikament bei jedem Patienten gleichermaßen wirken muss. Es muss aber eine signifikante Wahrscheinlichkeit bestehen, dass das Arzneimittel therapeutische Effekte auslösen kann. Das Bundesverwaltungsgericht definierte in einem Urteil den Begriff der therapeutischen Wirksamkeit als »Ursächlichkeit der Anwendung des Arzneimittels für den Heilungserfolg«.[58] An diesem Anspruch scheitern die meisten paramedizinischen Therapien in Studien jedoch.

Anekdotische Evidenz hat eine große Überzeugungskraft, weil persönliche Geschichten prägnanter sind als trockene Statistiken. Die Wirkmacht der anekdotischen Evidenz wurde auch in Studien untersucht. Demnach schenkten Patienten den Empfehlungen anderer Patienten mehr Vertrauen als (fiktiven) statistischen Informationen.[59] Auch verbreiten sich Anekdoten schneller und einfacher als komplexe Sachverhalte. Gerade bei Heilungsgeschichten aus der Welt der Paramedizin ist die Mundpropaganda sehr wirkmächtig.

In dieses Muster fallen auch Aussagen wie »Alles ist Information«, »Alles ist Schwingung«, »Alles hängt mit allem zusammen«. Grundlage dieser Floskeln sind aus dem Zusammenhang gerissene Teilaspekte quantenphysikalischer Theorien. Die Quantenphysik ist allerdings auch wie geschaffen für die Paramedizin. Weil sie viele Prinzipien der klassischen Physik auf den Kopf stellt, passt sie ganz wunderbar in die esoterische Gedankenwelt. Der schlichte Zirkelschluss lautet: Quantenphysikalische Phänomene sind so rätselhaft und mysteriös, dass alles, was sich der Vernunft entzieht, darüber erklärt werden kann, wie z. B. Telepathie, Fernheilungen und auch Homöopathie. Dass diese und andere Verfahren keinen wissenschaftlichen Erklärungen standhalten, gibt Heilpraktikern nicht unbedingt Anlass zur Skepsis. Im Gegenteil: So mancher deutet das zu einem Triumph der Mystik über die Vernunft um. Mit herkömmlichen wissenschaftlichen Methoden seien die homöopathischen Verfahren ohnehin nicht zu begreifen, aber mit der Quantenphysik sei man verdammt nah dran.

Als Laie kann man den Quantenmystik-Phrasen sehr leicht aufsitzen, denn Analogieschlüsse haben immer etwas Bestechendes.

Es ist ein spezieller Quanteneffekt, den Esoteriker für ihre Zwecke fehldeuten. Es handelt sich um ein Gedankenexperiment der Physiker Einstein, Podolsky und Rosen, daher auch EPR-Paradoxon genannt. Das Paradoxe: Sendet ein Atom gleichzeitig zwei Photonen aus, dann zeigen beide Photonen – vereinfacht ausgedrückt – das gleiche Verhalten, selbst wenn sie Millionen Kilometer weit voneinander entfernt sind. Man nennt dieses Phänomen »Verschränkung«. Diese Art der »Nicht-Lokalität« läuft den Grundannahmen der klassischen Physik zuwider. Mittlerweile hat man die quantenmechanische

Verschränkung zwar gut verstanden und weiß, dass auch damit keine Information schneller als das Licht transportiert werden kann. Aber trotzdem hat man es mit zwei verschiedenen Teilchen zu tun, die auf sehr merkwürdige Weise über große Distanzen miteinander physikalisch verbunden sind. Mit unserem Alltagsverständnis von physikalischen Gegenständen lässt sich das nicht vereinbaren.

Dass einige quantenphysikalische Phänomene den Physikern noch immer Kopfzerbrechen bereiten, heißt nicht, dass die Quantenphysik ein einziges Rätsel ist, was sich der Erkenntnis vollkommen entzieht. Das Gegenteil ist der Fall. Zahlreiche Theorien konnten durch Experimente bestätigt werden, so z. B. der Welle-Teilchen-Dualismus und sogar die Verschränkung, die Einstein noch als »spukhafte Fernwirkung« bespöttelt hatte. Die Quantenphysik ist eine saubere, »erwachsene« Wissenschaft. Man weiß heute genau, welche Formeln zum richtigen Ergebnis führen. Für Laien bleibt die Quantenphysik dennoch eine harte Nuss.

Nicht so für Esoteriker. Sie verfügen über die Gabe, hochkomplexe Sachverhalte zu simplifizierenden Analogien zu verdichten. Insbesondere die Quantenverschränkung befeuert eine der fundamentalsten esoterischen Vorstellungen: »Jeder Teil des Universums ist zugleich das Ganze, und das Ganze ist zugleich jeder Teil – alles Sein durchdringt sich gegenseitig.« So der österreichische Physiker und Philosoph Fritjof Capra (*1939) in seinem Beststeller *Der kosmische Reigen. Physik und östliche Mystik – ein zeitgemäßes Weltbild.* Capra gilt als einer der Wegbereiter der Quantenmystik, also des Versuchs, quantenphysikalische Theorien mit psychologischen, medizinischen und auch philosophischen Phänomenen und Fragestellungen kurzzuschließen. Auch Ruediger Dahlke, einer der prominentesten Esoteriker Deutschlands, bezieht sich auf das EPR-Paradoxon, um zu erklären, dass »in diesem Universum alles mit allem zusammenhängt«. Dieses Weltbild wird auch als »holistisch« bezeichnet und ist äußerst bedeutend für die Paramedizin. Gerade Heilpraktiker konstruieren gerne Zusammenhänge und Fernwirkungen, sowohl auf emotionaler als auch auf körperlicher Ebene.

Der Physiker und Wissenschaftsautor Martin Lambeck bezeichnet Capra und Co. als »Fehldeuter der Quantenphysik«. In seinem Buch *Irrt die Physik? Über alternative Medizin und Esoterik* seziert er minutiös die Fehlschlüsse der Paramedizin. Über die Quantenesoteriker urteilt er: »Sie vermitteln dem Leser das Bild, alle Teile der Welt seien ständig durch Quantenverschränkung miteinander verbunden, und die Verbindungen seien langfristig stabil. *In Wirklichkeit ist es genau umgekehrt!* Quantenverschränkungen über größere Entfernungen (größer als Moleküldimension) kommen in der Natur gar nicht vor.«[60] Des Weiteren weist er darauf hin, dass Quantenverschränkungen erst seit Erfindung des Lasers im Labor experimentell hergestellt werden können. Diese Versuchsanordnungen sind sehr kompliziert, denn die zu verschränkenden Teilchen müssen penibel von Umwelteinflüssen abgeschirmt werden. Schon Luftmoleküle können die Verschränkung zunichtemachen. Mit sehr einfachen Worten ausgedrückt: Telepathie via quantenphysikalische Teilchen ist gar nicht möglich, weil sich in der Luft viel zu viele atomare Störenfriede befinden.

Insofern ist das Hauptmissverständnis der Quantenmystiker, dass sie subatomare Zustände auf die Makrowelt übertragen. Aber Menschen und andere Lebewesen sind keine Quantenobjekte.

In der Quantenphysik ist vieles denkbar, aber längst nicht alles möglich. Doch genau das ist es, was Heilpraktiker suggerieren: Dass eben doch alles möglich ist. Dass Allergien, Asthma, Bandscheibenvorfälle, Bluthochdruck, Diabetes, Krebs, Neurodermitis, psychosomatische Beschwerden und viele manifeste Erkrankungen verschwinden können, weil »feinstoffliche Energien« Kräfte freisetzen, für deren Existenz es keinerlei

Nachweise gibt. Quantenmedizin, Bioresonanz, Pro Energetic: Immer wenn in alternativen Heilungszusammenhängen die Begriffe Bio, Quant und Energie auftauchen, lohnt es sich, skeptisch zu sein. Meist handelt es sich um reine Imponiervokabeln und Marketing-Termini, die den Anschein von Wissenschaftlichkeit suggerieren sollen, aber letztlich nichts als leere Worthülsen sind.

»Wasser hat ein Gedächtnis«

Wasser ist in der Paramedizin ein gnadenlos mystifiziertes Element. Es heißt, Wasser ließe sich »beleben«, »levitieren«, »energetisieren« oder »vitalisieren«. Diese Wasserwiederbelebungsmaßnahmen seien nötig, weil das ursprüngliche Quellwasser auf den langen Wegen durch Aufbereitungsanlagen und Leitungen seine Kraft und Energie einbüße. Einige findige Esoteriktüftler haben Apparaturen konstruiert, um Leitungswasser durch Verwirbelungen und magnetische Prozesse zu angeblich neuem Leben zu erwecken. Wer sich keine teure Verwirbelungsanlage leisten kann, der kann sich auch mit einem Bergkristall behelfen, der seine »Energie« an das Wasser abgeben könne. Zwei der bekanntesten Wassergurus waren der Österreicher Johann Grander (1930–2012) und der Deutsche Wilfried Hacheney (1924–2010). Noch etwas populärer, weil skurriler, war der Japaner Masaru Emoto (1943–2014). Er stellte die These auf, Wasser könne Gefühle und Stimmungen aufnehmen und speichern. Auch habe Wasser eine starke Antipathie gegenüber Heavy Metal und Despoten. Setze man Wasser wütendem Hardrock oder einem Foto Adolf Hitlers aus, so würde das Wasser im ersten Fall nur mehr sehr hässliche Eiskristalle bilden, und im zweiten Fall würde es überhaupt nicht mehr zur Kristallbildung befähigt sein. Eigentlich eine schöne Vorstellung, dass Wasser schlappmacht, sobald ein Nazi den Wasserhahn aufdreht. Leider ist es dem Wasser vollkommen egal, von wem es konsumiert wird. Emoto hat seine scheinbaren Erkenntnisse scheinbar wissenschaftlich begründet und dokumentiert. Nur versagten seine Experimente stets in Gegenwart skeptischer Wissenschaftler. Vielleicht ist Wasser ja noch sensibler als angenommen!

In der Homöopathie gehören die übersinnlichen Eigenschaften von Wasser zum Selbstverständnis. Wasser habe demnach die Gabe, auch dann »Informationen« von Molekülen zu speichern, wenn diese längst nicht mehr in der Lösung nachweisbar sind. Esoteriker sprechen vom »Wassergedächtnis«. Auch hierzu gibt es beeindruckende pseudowissenschaftliche Abhandlungen. Nur dass diese in keiner einzigen seriösen Wissenschaftszeitung der Welt publiziert sind. (Was passiert, wenn es doch einmal vorkommt, dazu siehe unter *Homöopathie* in Kapitel 5.)

»Die Behauptung, dass Wasser molekulare Abdrücke speichern könne, ist nicht haltbar. Alle Experimente, die dazu durchgeführt wurden, sind entweder fehlerhaft oder nicht reproduzierbar«, so Thomas Elsässer, Direktor am Max-Born-Institut für Nichtlineare Optik und Kurzzeitspektroskopie in Berlin. Sein Fazit: »Wasser ist sehr, sehr vergesslich.«[61] Das hat seine Gründe. Wasser besteht bekanntermaßen aus zwei Teilen Wasserstoff und einem Teil Sauerstoff. In flüssigem Zustand liegen diese Moleküle in vernetzten Wasserstoffbrückenverbindungen vor. Dabei entsteht eine Art Netzwerkstruktur, sogenannte Cluster. Diese Bindungen halten jedoch nur für Pikosekunden, das sind Millionstel einer Millionstelsekunde. Oder bildlich als Vergleich ausgedrückt: Die Zeitdauer einer Sekunde entspricht hier etwa der Dauer eines Wimpernschlags, bezogen auf die durchschnittliche Dauer eines Menschenlebens. Da bleibt keine Zeit, um irgendetwas zu speichern. Es ist sehr tröstlich, dass Wasser keine Erinnerungsfunktion besitzt. Wer möchte schon Wasser trinken, das sich womöglich an die Ausscheidungen Adolf Hitlers erinnert?

»Wir atmen zu flach«

Ob im Yoga-Kurs, beim Entspannungstraining, im Geburtsvorbereitungskurs, sogar schon beim Coach oder Heilpraktiker – immer wieder hört man die Aussage, dass wir alle zu flach atmen würden. Über Sinn und Unsinn von Atemtherapien steht bereits etwas im vorangegangenen Kapitel. Hier dagegen geht es um eine Behauptung, die so nicht stimmt und auch unsinnig ist. Die Atmung verläuft automatisch. Sie wird vom vegetativen Nervensystem gesteuert. Ein gesunder Mensch kann gar nicht falsch oder zu flach atmen. Es wäre fatal, wenn wir uns um eine intensivere Atmung bemühen würden. Unser gesamter Organismus käme durcheinander. Außerdem ist tiefe Atmung sehr anstrengend. Dauernd seine Atmung zu kontrollieren kann in einen Teufelskreis aus Selbstbeobachtung, Unruhe, Angst bis hin zu Paniksymptomen führen.

Ausnahmen sind das chronische Hyperventilationssyndrom, Angsterkrankungen, Depressionen. Bei diesen Krankheitsbildern zeigt sich eine Störung des Atemmusters.

Es ist völlig o. k., wie Sie atmen. Auch jetzt in diesem Augenblick. Vielleicht sind Sie empört, dann atmen Sie eventuell etwas schneller. Aber keine Sorge, das legt sich gleich wieder. Ganz von allein. Sie brauchen nichts dafür zu tun. Ihr Körper tut das für Sie. Das nennt man Leben.

»Die Pharmaindustrie will nur Geld machen«

Das stimmt. So wie der Bauer mit seinen Kartoffeln. So wie Autoren mit ihren Büchern. So wie wir alle mit unserer Arbeit. Warum sollte die Pharmaindustrie als einziger Industriezweig der Welt nicht profitorientiert arbeiten?

Es ist klar, worauf das berechtigte Misstrauen gegenüber der pharmazeutischen Industrie abzielt: dass Medikamente nur verschrieben und verkauft werden, damit sich die Industrie eine goldene Nase verdient, während man selbst ohne Mehrwert dasteht. Das sehen ernsthaft Erkrankte vermutlich anders, wenn die medikamentöse Therapie anschlägt. Wenn der Depressive wieder am Leben teilnehmen kann, der Allergiker wieder durchatmen kann und der Krebskranke eine günstigere Prognose erhält. Viele Heilpraktiker denken aber genau umgekehrt: nämlich, dass die paramedizinischen Therapien die Ursache der Erkrankungen bekämpfen und Medikamente somit überflüssig machen können. Diese Hoffnung haben auch viele Patienten. Es ist eine trügerische Hoffnung.

Die Paramedizin zu kritisieren heißt nicht, die problematischen Mechanismen der Pharmaindustrie zu verkennen. Ja, es gibt immer wieder Pharma-Skandale. Ja, pharmazeutische Unternehmen unterhalten einflussreiche Lobbyisten. Ja, Medikamente haben mitunter schwerwiegende Nebenwirkungen. Und ja, es gibt in einigen Bereichen Übermedikalisierung. Trotzdem müssen sich marktwirtschaftliche Interessen und nützliche Produkte nicht ausschließen. So wie es bei Impfungen der Fall ist. Heilpraktiker und Impfgegner wettern stets, dass die Pharmaindustrie insbesondere mit Impfungen nur Geld scheffeln will. Aber stimmt das überhaupt?

Auf den ersten Blick ja. Mit den Impfungen machen die herstellenden Firmen ordentlich Umsatz. Der Statistikdatenbank *Statista* zufolge wurden 2014 weltweit knapp 15 Milliarden Dollar mit Impfstoffen umgesetzt. Das klingt horrend. Relativiert sich aber, wenn man bedenkt, dass im gleichen Zeitraum rund eine Billion Dollar für Arzneimittel umgesetzt wurde. Demnach machen Impfstoffe weltweit gerade einmal 1,5 % der Arzneimittelumsätze aus. Auch auf Deutschland gemünzt sind die Umsätze mit Impfstoffen weitaus weniger hoch als gemeinhin angenommen. Laut *Statista* lagen die Impfstoffumsätze hierzulande 2014 bei rund 1 Milliarde Euro. Dagegen beliefen sich die Arzneimittelausgaben der Gesetzlichen Krankenversicherungen (GKV) für das gleiche Jahr auf knapp

33 Milliarden Euro. Das Wirtschaftsmagazin *Wirtschaftswoche* bezeichnete aufgrund dieses Verhältnisses die Impfstoffprodukte als »Nischenmarkt«.[62] Insbesondere bei den Mehrfachimpfungen (Vier- bzw. Sechsfachimpfungen) trifft der Vorwurf der Bereicherung nicht zu. Mehrfachimpfungen sind sogar etwas preisgünstiger als Einzelimpfungen – mit dem großen Vorteil, dass Kindern durch Mehrfachimpfungen einzelne Pikser erspart bleiben. (Nebenbei bemerkt: Ein Kuss setzt das Baby deutlich mehr Keimen aus als die Injektion eines Kombinationsimpfstoffes.) Impfungen sind nicht nur ein lebensrettender Schutz; sie verhindern auch Folgekosten. Die Behandlung der Erkrankungen, vor denen sie schützen sollen, sind weitaus teurer als die Vakzine. Allein die Impfungen gegen Keuchhusten senken die Behandlungskosten um mehr als 200 Millionen Euro pro Jahr. Auch wenn sie zunächst Ausgaben haben, so sparen die Krankenkassen durch Impfungen, die, aufs Leben gesehen, seltene Eingriffe sind. Außerdem: Wie verquer ist eigentlich die Logik, lieber schwere Krankheiten zu riskieren, nur damit andere nichts verdienen? Indien gilt durch ein vorbildliches Impfprogramm als frei von Polio. In fünfzehn Staaten Afrikas ist durch routiniertes Impfen die Meningitis A eliminiert. Das sind nur zwei Erfolgsmeldungen aus dem Jahr 2015, dem Jahr, in dem in Deutschland wieder die Masern ausbrachen. Global gesehen kann man dennoch bilanzieren: Impfen nützt der Pharmaindustrie – und der Menschheit.

Übrigens sind die Umsatzzahlen der Hersteller von homöopathischen und pflanzlichen Produkten auch nicht von schlechten Eltern. Die prognostizierte Umsatzentwicklung in der Pharmaindustrie in Deutschland lag für das Jahr 2013 bei knapp 43 Milliarden Euro.[63] Für rezeptfreie pflanzliche und homöopathische Mittel betrugen die Umsätze im Jahr 2013 1,7 Milliarden Euro. Das mögen im Vergleich zu den »echten« Medikamenten Peanuts sein. Aber für Zucker immer noch sehr viel Geld! Auch die Gewinnmargen dürften ganz ordentlich sein: »Wer ein Fläschchen Globuli in der Apotheke kauft und um die € 10,- dafür bezahlt, erhält ein ›Medikament‹, bei dem der Wert für den Wirkstoff bei weit unter € 0,05 liegt.«[64] Wohlgemerkt für ein Mittel, das seine Wirksamkeit in hochwertigen Studien nicht unter Beweis stellen konnte.

»Die Homöopathie wird immer nur schlechtgemacht und hat nun mal keine große Lobby«

Die Behauptung, die Homöopathie sei der Underdog der Medizin, zielt höchstens darauf ab, ihr gegenüber Schutzgefühle zu provozieren. Das hat sie aber überhaupt nicht nötig. Wie bereits mehrfach dargelegt – und wie viele Menschen aus Erfahrung wissen –, ist die Homöopathie allgegenwärtig. Anhänger begründen das natürlich mit ihrer unschlagbaren Wirkmacht. Skeptiker sehen das naturgemäß anders. Zu behaupten, die homöopathische Industrie imitiere sehr erfolgreich die Mechanismen der pharmazeutischen Industrie, ist keine Übertreibung. Der Vorwurf, der Homöopathie würde es in Deutschland schwer gemacht, hat mit der Realität nichts zu tun.

Da wäre zunächst das Sozialgesetzbuch V. Darin wird folgenden »besonderen Therapierichtungen« ein rechtlicher Sonderstatus eingeräumt: der Homöopathie, der Anthroposophischen Medizin und der Pflanzenheilkunde (Phytotherapie). Die Arzneimittel dieser Therapierichtungen sind von der Pflicht ausgenommen, ihre Wirksamkeit in unabhängigen wissenschaftlichen Studien unter Beweis stellen zu müssen, um als apothekenpflichtiges Medikament zugelassen und um von der gesetzlichen Krankenversicherung erstattet zu werden. Des Weiteren müssen Hersteller homöopathischer Präparate keine Angaben zur Wirksamkeit und zu Nebenwirkungen machen. Da nach Arzneimittelgesetz § 8 keine falschen Angaben zur Wirksamkeit eines Medikaments gemacht werden dürfen, verzichten Hersteller homöopathischer oder anthroposophischer

Produkte ganz einfach auf eine Angabe zu Indikationen. Das ist praktisch, so kann jedes beliebige Homöopathikum gegen jedes beliebige Leiden verkauft werden.

»Es ist also ein munteres Ducken und Schleichen durch den Paragrafendschungel, der aber auf skandalöse Weise zugunsten der homöopathischen Industrie modifiziert wurde. So etwas ist nicht möglich ohne gute Lobbyarbeit«, so die Pharmakologin und Kritikerin von Pseudowissenschaften, Claudia Graneis (inzwischen Courts).[65] In Blog-Beiträgen beschreibt sie, wie die Hersteller der esoterischen Mittelchen ihre Aufwartung im Gesundheitsausschuss des Bundestages machen, Abgeordnete auf ihr Produktionsgelände laden, Werbeprospekte versenden und zu Veranstaltungen laden.

Auch um renommierte Unterstützer muss sich die Paramedizin-Branche nicht sorgen. Die Carstens-Stiftung, 1982 von Exbundespräsident Carstens und seiner Frau Veronica gegründet, ist einflussreiche und zahlungskräftige Fördererin der Homöopathie und Naturheilkunde. Die Stiftung finanziert Professuren für Komplementärmedizin und Doktorarbeiten zu diesem Themenkomplex. Von Kritikern wird die Carstens-Stiftung als »Lobbyverein« der Homöopathie bezeichnet. Die Stiftung stelle allen medizinischen Fakultäten in Deutschland finanzielle Unterstützung in Aussicht, wenn sie Homöopathie als Wahlpflichtfach für die Studenten anbieten würden.[66]

Was man angesichts der Selbstdarstellung der Homöopathie als ein David gegen den Goliath Universitätsmedizin nicht vermuten würde: Die parawissenschaftliche Unterwanderung deutscher Universitäten schreitet erfolgreich voran. Hersteller homöopathischer bzw. anthroposophischer Produkte unterhalten Stiftungsprofessuren. Der Deutsche Zentralverband homöopathischer Ärzte (DZVhÄ) betreibt aktiv die Etablierung der Homöopathie an deutschen Hochschulen. Die eigens 2010 gegründete Wissenschaftliche Gesellschaft für Homöopathie tut ihr Übriges, um den Glauben an Zuckerkügelchen auf ein akademisches Fundament zu stellen. Im brandenburgischen Frankfurt an der Oder gibt es an der Europa-Universität Viadrina bereits seit 2008 den Studiengang Komplementäre Medizin. Homöopathie bildet dabei einen Schwerpunkt, womit sich die Universität den Beinamen »Hogwarts an der Oder« eingehandelt hat. Auch an der Universität Witten/Herdecke kann man esoterische Heilverfahren studieren, es gibt zahlreiche weitere Universitäten.[67] Heilpraktikerschulen haben also ausreichend pseudoakademische Konkurrenz.

Die Homöopathie-Lobbyarbeit – durch wissenschaftlich anmutende Broschüren, Fortbildungsangebote und Veranstaltungen – erreicht Apotheker, Ärzte, Hebammen und Heilpraktiker. Und nicht zuletzt die Politik. Interessenvertreter der homöopathischen Industrie machen keinen Hehl daraus, dass sie einen guten Draht zur Politik haben. Sie werten das sogar als Zeichen der Seriosität und Anerkennung der Homöopathie. Und die bekommen sie zuhauf: allen voran durch die NRW-Gesundheitsministerin Barbara Steffens (Bündnis 90/Die Grünen), die bekennende Anhängerin der Homöopathie und Paramedizin ist. Sie fordert engagiert einen festen Platz der Homöopathie im Gesundheitssystem und setzt sich für ihre Einführung an Hochschulen ein. Immer wieder empfängt sie Homöopathie-Lobbyisten. Ihren vollen Einsatz für eine Medizin, die sich allen Versuchen der Evidenzbasierung entzieht, erklärt Steffens so: »Also erstens, ich bin überzeugt davon, dass es wirkt, ja, und dass es individuell in vielen Fällen einfach das beste Mittel ist oder der beste Weg ist, um die Selbstheilung der Menschen zu aktivieren. Das Zweite ist einfach, dass ich es anmaßend finde, wenn irgendwer meint, dass man naturwissenschaftlich den Menschen Krankheitsprozesse und Genesungsprozesse mal eben so einfach erklären könnte.« Ein klare Absage an Empirie und Wissenschaft. Und nein, komplexe biochemische Vorgänge lassen sich nicht »einfach so erklären«.[68] Da hat sie recht. Dass Steffens kein klares Statement pro Impfen abgeben mag, überrascht da schon nicht mehr.[69] Steffens ist nicht allein. Der ehemalige Bundesgesundheitsminister Daniel Bahr (FDP) bekannte sich beim Rundgang durch ein anthroposophisches Krankenhaus als »Anhänger der Anthroposophie«.[70] Später dementierte sein Ministerium diese Aussage. Aber vor einflussreichen Esoterik-Lobbyisten machen sich solche Bekenntnisse gut. Die Nennungen ließen sich fortsetzen.[71]

Der alljährlich stattfindende Homöopathie-Kongress erfreut sich besonderer Beliebtheit bei paramedizinisch interessierten Politikern. Die Grußwort-Liste ist lang, und die Inhalte lesen sich naiv bis besorgniserregend.[72] Für das Jahr 2016 erklärte sich die Senatorin für Wissenschaft, Gesundheit und Verbraucherschutz, Eva Quante-Brandt, bereit, die Schirmherrschaft über den Homöopathie-Kongress in Bremen zu übernehmen. Dass auch auf diesem Kongress wieder versucht wird, das homöopathische »Nichts« mit der Quantenphysik zu retten, ist nicht mal das Schlimmste. Skandalös aber ist die Tatsache, dass Wissenschaftlichkeit, Gesundheit und Verbraucherschutz hier der Lächerlichkeit preisgegeben werden. Der Bremer Zahnmediziner Dr. Hans-Werner Bertelsen, der auch über esoterischen Humbug in der Zahnmedizin publiziert, wollte das nicht hinnehmen und hat eine Petition gestartet, in der Senatorin Eva Quante-Brandt darum gebeten wird, die Schirmherrschaft abzulehnen. Zu den Erstunterzeichnern zählten Prof. Edzard Ernst und Dr. Natalie Grams.[73]

Bei so viel Einsatz für die Sache der Homöopathie verblüfft es nicht, dass die Hersteller sogar in einem der mächtigsten Pharma-Lobbyverbände, dem Bundesverband der Pharmazeutischen Industrie e.V., aktiv sind.

All das Genannte ist nicht verboten, und selbstverständlich ist Lobbyarbeit für jedes Unternehmen unerlässlich. Nur sollten die Anhänger und Verbreiter der sogenannten Alternativmedizin es unterlassen, mit dem Finger auf »Big Pharma« zu zeigen, um die eigene moralische Überlegenheit zu demonstrieren.

»Die Wirkung von Globuli, Bachblüten usw. kann nicht nur auf dem Placeboeffekt beruhen, da diese Mittel auch bei Babys und Tieren helfen«

Es stimmt, dass Placeboeffekte nachweislich auch bei Babys, Kleinkindern und Tieren auftreten können. Es wird davon ausgegangen, dass Eltern bzw. Tierhalter eine starke Erwartungshaltung haben, die sich u. a. in intensiver Zuwendung, liebevoller Betreuung und optimaler Versorgung äußert. Diese Aspekte können selbstverständlich heilsame Effekte auslösen. Noch wahrscheinlicher ist, dass der Betreuer auch die kleinste Besserung als Heilungserfolg wertet. Auch werden Kindern und Tieren vor allem bei Lappalien Globuli verabreicht. Dass bei Wehwehchen und Bagatellerkrankungen ohnehin schnell eine Besserung eintritt, ist allerdings der Normalfall.

»Homöopathie kann man nicht in Studien überprüfen, da jeder Patient ein individuelles Mittel bekommt, das exakt auf ihn abgestimmt ist«

Wenn das Erfolgsgeheimnis der Homöopathie darin gründet, dass es für jedes Leiden ein individuelles Mittel gibt, dann dürften Apotheken keine Allergie-, Erkältungs- und Zahnungsglobuli verkaufen. Schließlich sind es die immer gleichen Globuli-Klassiker, die jedem, der mit tränenden Augen, kratzendem Hals und quengeligem Baby in die Apotheke kommt, angedient werden. Hinzu kommt nun jedoch, dass in verschiedenen randomisierten Doppelblindstudien einem Teil der Patienten bei gleicher Symptomatik das individuelle homöopathische Mittel der Wahl verabreicht wurde und die andere Gruppe ein Placebo erhielt. Auch diese Studien konnten keine signifikant höhere Wirksamkeit der Homöopathika gegenüber dem Placebo feststellen.

»Die Wissenschaft sperrt sich gegen alternative Medizin«

Ein oft erhobener Vorwurf lautet, die Wissenschaft folge nur ihren rationalen Dogmen und sei daher alternativen Ideen gegenüber nicht aufgeschlossen. In der Geschichte der Wissenschaft waren es allerdings schon oft die Ideen von Außenseitern, die das vorherrschende Bild der Welt revidiert bzw. bahnbrechende Erkenntnisse generiert haben, »von Galilei bis zum jüngsten Schwung an Nobelpreisträgern«.[74] Anhänger der Pseudowissenschaften verweisen gerne auf große Denker, deren Ideen zu Lebzeiten bekämpft und in späteren Zeiten gefeiert wurden. Im Falle von Galileo Galilei und anderen Wissenschaftlern bestätigten sich aber ihre Forschungen im Nachhinein. Bei Hahnemanns Homöopathie ist das bis heute nicht der Fall. Auch der Nachweis eines Meridiansystems im menschlichen Körper blieb bis dato aus. Da gibt es nichts zu feiern. An die Erforschung von Paramedizin werden genauso hohe Maßstäbe wie an die Erforschung von wissenschaftlicher Medizin gelegt. Würden sich Homöopathie und Co. empirisch nachweisen lassen, die Pharmaindustrie wäre die Erste, die sie in ihrem Sinne vermarkten würde.

7. Verbot oder Reform?

Vorschläge für einen zeitgemäßen Heilbehandlerberuf

Heilpraktiker behaupten oft, sie hätten einen der schönsten Berufe der Welt. Sie seien frei von Konventionen, unabhängig von Lehrmeinungen und verfügten über rundum zufriedene Patienten. Das will niemand abstreiten. Auch nicht, dass die meisten Heilpraktiker vom hohen Ethos, kranken Menschen zu helfen, angetrieben werden. Mitunter ergibt sich daraus eine moralische Überlegenheit. Es ist fast unmöglich, mit Heilpraktikern über Zweifel an ihrem Berufsstand zu reden. Schnell wird man von ihrem altruistischen Impetus in die Defensive gedrängt: »Wir sind doch für die Patienten da, die die Schulmedizin längst aufgegeben hat!«

Es gibt dennoch zahlreiche Gründe, die für eine Reformierung des Heilpraktikerberufs sprechen. Kritik am Heilpraktikergesetz gibt es seit seinem Bestehen bzw. seit seiner höchstrichterlichen Legitimierung in den Fünfzigerjahren. Auch in den folgenden Jahrzehnten gab es immer wieder Forderungen nach einer Neuregelung. Mitte der Neunzigerjahre brachte es der Arzt und Fachanwalt für Medizinrecht Alexander P. F. Ehlers auf den Punkt: »Die Schutzpflichten des Staates bezüglich Leben und körperlicher Unversehrtheit der Bürger gebieten es, und dies scheint die einzig realisierbare Alternative, subjektive Zulassungsvoraussetzungen für den Beruf des *neuen Heilpraktikers* zu schaffen.«[75] Über zwanzig Jahre später ist diese Forderung noch immer brandaktuell.

Doch bevor über Reformen diskutiert wird, sollte etwas zum radikalsten Schritt, einem Verbot bzw. der Abschaffung des Heilpraktikerberufs gesagt werden. Um es gleich vorwegzuschicken: Darum kann es nicht gehen. Der Beruf des Heilpraktikers ist durch Artikel 12 Grundgesetz, der das Recht auf freie Berufsausübung gewährt, geschützt. Neben juristischen Gründen gibt es weitere, die gegen eine Abschaffung des Heilpraktikerberufs sprechen:

Durch ein Verbot würde das Mindestmaß an amtlicher Kontrolle wegfallen – und damit auch das geforderte Mindestmaß an medizinischem Wissen, das Laienheilkundigen abverlangt wird. Auch würde eine Abschaffung des Berufes dem paramedizinischen Betrieb nicht automatisch ein Ende setzen. Schließlich gibt es noch die Geistheiler. Diese benötigen mehreren Gerichtsurteilen zufolge keine Heilpraktikererlaubnis, da sie keine Heilkunde ausüben. Sowohl das Amtsgericht Gießen wie auch das Bundesverfassungsgericht haben entschieden, dass ein Wunderheiler nach »verfassungskonformer Auslegung« nicht unter den Begriff der Heilkunde fällt und daher ohne Heilpraktikererlaubnis pendeln, Hand auflegen und fernheilen darf. Potenzielle Heilpraktiker könnten bei einem Verbot also restlos in die Scharlatanerieszene abrutschen, nur um ihrer Heiltätigkeit nachgehen zu können.

Mit einem Heilpraktikerverbot wird auch die Nachfrage nach esoterischer Medizin nicht verschwinden. Das könnte zur Folge haben, dass noch mehr Ärzte als ohnehin schon Paramedizin anbieten würden. Schließlich lässt sich damit ja gut Geld verdienen. Für Patienten entstünde durch ein Heilpraktikerverbot schließlich eine therapeutische Versorgungslücke: Viele

Ärzte können das Bedürfnis nach zeitintensiven Sonderbehandlungen und therapeutischen Gesprächen nur unzureichend erfüllen. Das hat nicht nur finanzielle Gründe, sondern auch praktische. Selbst wenn der Arzt wollte, könnte er sich nicht pro Patient eine Stunde Zeit nehmen, denn dann könnte er sich täglich nur einer Handvoll Kranker widmen.

Niedergelassene Ärzte müssen den Spagat zwischen medizinischer Grundversorgung und individueller Betreuung bewältigen. Dazu müssen sie mit der Unzufriedenheit mancher Patienten leben sowie mit der Einsicht, nicht jedem Patienten gerecht werden zu können. So kommt es nicht selten vor, dass Ärzte Patienten sogar den Besuch eines Heilpraktikers empfehlen. Offiziell dürfen Ärzte und Heilpraktiker nicht gemeinschaftlich heilkundlich handeln, aber Kooperationen sind nicht verboten, solange sie räumlich und vertraglich strikt getrennt voneinander stattfinden.

Da ein Heilpraktikerverbot also ausscheidet, kommt nur eine grundlegende Reformierung des Berufes in Frage. Die hier gemachten Vorschläge sind als Anregung und Diskussionsanreize zu verstehen. Die rein juristischen Aspekte, die ich als Nichtjuristin kaum beurteilen kann, gehören in die Hände von Experten. Aber Gesetze sind im besten Falle an die Lebenswirklichkeit gekoppelt. Daher kann man auch als Rechtswissenschaftslaie einen praktikablen Rahmen für ein zeitgemäßes Heilpraktikergesetz formulieren. Die Vorschläge richten sich an die Politik, auch wenn von politischer Seite bislang diesbezüglich nicht viel zu erwarten war. Mehrere Petitionen verliefen in der Vergangenheit im Sande.

So gab es 2011 eine Petition zur Verschärfung der Zulassungsvoraussetzungen für den Heilpraktikerberuf. Der Petent hatte folgende vernünftige Vorschläge gemacht: »Abitur, Mindestalter von 25 Jahren, die körperliche und geistige Eignung für den Beruf (ärztliches Attest und polizeiliches Führungszeugnis) sowie die Genehmigung durch das zuständige Gesundheitsamt. Eine vorangegangene mindestens dreijährige Ausbildung im Gesundheitsbereich (Krankenpfleger o. ä), eine schriftliche und mündliche Prüfung, die vor dem zuständigen Gesundheitsamt abgelegt werden muss. Eine mindestens 120-seitige Forschungsarbeit zur Wirksamkeit von alternativen Methoden und Therapien, welche wissenschaftlichen Kriterien entspricht und von einem Prüfungsgremium aus Fachärzten mit mindestens ausreichend bewertet werden muss.«[76]

Über das Mindestalter könnte man streiten und auch über den Umfang der Forschungsarbeit. Außerdem müsste sich vor allem an der Ausbildungssituation etwas ändern. Die Durchsetzung der übrigen Vorschläge würde aber professionellere Voraussetzungen für den Beruf schaffen. Diese Petition wurde im Dezember 2012 sogar mit breiter Mehrheit vom Petitionsausschuss angenommen und dem Bundesgesundheitsministerium sowie den Fraktionen zur Kenntnis gegeben. In der Begründung zum Votum hieß es: »Die dargestellten Fragen bedürfen nach Aussage des Bundesministeriums für Gesundheit gegenüber dem Petitionsausschuss einer intensiven, auch öffentlichen Diskussion, sodass eine kurzfristige Gesetzesänderung nicht in Aussicht gestellt werden kann.« Allerdings hat sich auch keine langfristige Änderung ergeben, denn bis heute ist in Sachen Heilpraktikerausbildung nichts passiert. Bei den Heilpraktikerverbänden wähnte man damals »die üblichen Seitenhiebe und Hetzkampagnen der Gegner der naturheilkundlich orientierten Medizin«[77] Diese halsstarrige Abwehr und das Sichstilisieren in einer Opferrolle sind typisch und ersticken konstruktive Reformbestrebungen bereits im Keim. Aber auch von Seiten der Mediziner gibt es kaum Interesse an einer Neuregelung des Heilpraktikerwesens. Frühere Initiativen scheiterten nicht zuletzt am Widerstand der Ärzteschaft. Ihre Sorge war, dass eine bundeseinheitliche Heilpraktikerprüfungsordnung einer Aufwertung der Amateurheilkundigen gleichkäme.

Würde der Heilpraktiker zum staatlich anerkannten Beruf, dann hätten Ärzte eine direkte Konkurrenz. Diese Sorge verkennt jedoch die Tatsache, dass ein Teil der Patienten bereits zu den Heilpraktikern abgewandert ist. Diese Patienten gilt es zu schützen und nicht den Standesdünkel der Ärzte.

Den fehlenden politischen Willen, etwas an diesem Zustand zu ändern, kann man so deuten, dass das Heilpraktikergesetz und somit der Heilpraktikerberuf bewusst in einem Schwebezustand zwischen Legitimität und Unseriosität gehalten wird. Auch wenn die Paramedizin großen Zulauf hat, so hat sie auch sehr viele Verächter. Solche, die von konstruktiver Kritik nichts wissen wollen, sondern in der Paramedizin nichts als Scharlatanerie und Quacksalberei sehen, die endlich abgeschafft gehört. Selbst auf der Heilpraktikerschule hieß es vereinzelt, dass man als künftiger Heilpraktiker stets mit Gegenwind zu rechnen habe, da der Berufsstand durchaus verschrien sei. Es scheint, als wollten es sich Politiker auf der einen Seite nicht mit Wählern verderben (angeblich befürworten fast 80 Prozent der Bevölkerung Alternativmedizin), sich auf der anderen Seite aber auch nicht direkt zur Pseudomedizin bekennen. Mit dem Heilpraktikergesetz ist je nach Haltung beides möglich.

Durch eine staatliche Anerkennung des Heilpraktikerberufs besteht die Gefahr, dass Esoterik Tür und Tor geöffnet werden. Dem lässt sich nur durch eine umfassende Aufklärung begegnen. Patienten müssen wissen, dass für die meisten alternativmedizinischen Methoden kein empirischer Wirksamkeitsnachweis erbracht werden konnte und dass sie auf irrationalen Überzeugungen gründen. Auch müssen sie wissen, dass die meisten paramedizinischen Therapien keine positiveren Bewertungen bekommen als »nicht wirksam« bis »gefährlich«. Das heißt nicht, dass Patienten auf alternative Therapien verzichten müssen, sie sollten aber die Hintergründe kennen. Auch um eine Entscheidung für oder gegen eine Behandlung fällen zu können, die auf soliden Kenntnissen anstatt auf Halbwahrheiten und Spekulationen beruht. Mir ist bewusst, dass in der Forderung nach einer Alternativmedizin ohne illusionären Überbau ein Widerspruch besteht. Wie auch immer eine Reform aussehen könnte – alles so zu lassen, wie es ist, ist die schlechteste Option.

Die Mängelliste

Um den Heilpraktikerberuf gegebenenfalls zu reformieren, muss ganz klar herausgehoben werden, auf welcher Ebene die Mängel vorliegen und was genau sie auszeichnet. Zwar ist das dürftige Heilpraktikergesetz eingehegt von Durchführungsbestimmungen und höchstrichterlichen Sprüchen, die die Ausübung der Laienheilkunde regeln. Hält man sich aber vor Augen, was Heilpraktiker tatsächlich treiben und was sich an so manchen Heilpraktikerschulen abspielt, dann kann man zu dem Urteil gelangen, dass die Bestimmungen nicht das Papier wert sind, auf dem sie gedruckt sind.

Gesetz und Prüfung

Gesetze können je nach Auslegung sehr weit gefasst werden, der Interpretationsspielraum ist groß. Das Heilpraktikergesetz und die richterlichen Sprüche zur Ausübung der Heilkunde bieten genug Platz, damit sich obskure Therapien, wildeste diagnostische Spekulationen und pseudowissenschaftliches Denken ausbreiten können. Das ist alles nicht verboten. Dennoch urteilte der Jurist Ehlers über die Heilpraktikerprüfung, die die einzige Hürde ist, die ein Heilpraktikeraspirant nehmen muss: »Die fehlende staatliche Kontrolle, das völlige Fehlen einer bundeseinheitlichen Regelung und die ›schwammige‹ Interpretation des Begriffes Überprüfung sind Ursachen eines nicht mehr hinnehmbaren Versagens des Staates.«[78] Auch das Landgericht Stuttgart fand in einem Urteil vom 13.5.1982 deutliche Worte: »Und hier genau stoßen wir auf das zentrale, wenngleich in der Rechtsprechung immer wieder übergangene Problem: Ohne unkontrollierbare Gefahr für die Gesundheit von Patienten können nur ausgebildete Ärzte medizinische Methoden anwenden oder Diagnosen stellen. Jede Heilpraktikerprüfung, die unterhalb dieses Niveaus bleibt, reduziert diese Gefahr nicht, sondern vergrößert sie eher, indem sie dem medizinisch halbgebildeten Prüfling bei Bestehen suggeriert, sein Wissen sei hinreichend. Obwohl es kein kleines oder Teilmedizinstudium gibt, müssten die Gesundheitsämter, denen die Abnahme der Heilpraktikerprüfung obliegt, so tun, als sei das möglich und auf diese Weise der Volksgesundheit einen Bärendienst erweisen. Wenn man einen Nichtarzt als selbständigen Heilbehandler zulässt, wie dies das Heilpraktikergesetz tut, ist damit notwendig die Folge einer aus ärztlicher Sicht unqualifizierten Behandlung verbunden.«

Diese Einschätzung gilt noch immer. Heilpraktiker verweisen oft auf den hohen Schwierigkeitsgrad der schriftlichen Heilpraktikerüberprüfung. Tatsächlich scheitern in manchen Bundesländern 80 bis 90 Prozent der Prüflinge. Es sollte jedoch nicht der Schwierigkeitsgrad einer Prüfung der Maßstab für die Seriosität sein, sondern die Qualität der Ausbildung.

Zur volksgesundheitlichen Gefahrenabwehr muss der Heilpraktiker nicht nur die ärztlichen Untersuchungsmethoden beherrschen, er muss auch bedrohliche Krankheitszustände rechtzeitig erkennen. Er muss sich in der schulmedizinischen Standarddiagnostik und -therapie auskennen, um die Grenzen seiner Kompetenzen abschätzen zu können. Neben den grundlegenden medizinischen Therapien muss er mindestens die gängigen alternativmedizinischen Methoden kennen. Und einen Teil auch beherrschen, um wirtschaftlich arbeiten zu können. Somit wird – leicht überspitzt – vom Heilpraktiker mehr verlangt als vom Allgemeinmediziner. Mit all diesen Fähigkeiten wäre der Heilpraktiker ein Allrounder, wie es ihn in der Medizin sonst nicht gibt. Doch für viele Heilpraktiker gehört diese Multidisziplinarität sogar zum Selbstverständnis. Der Universalarzt ist aber schon seit dem 19. Jahrhundert nicht mehr zeitgemäß. Es gibt gute Gründe, warum sich innerhalb der Medizin verschiedene Fachrichtungen etabliert haben. Ein Experte ist sachkundiger als ein Generalist. Mit der Heilpraktikerprüfung wird rein theoretisches Wissen geprüft. Was der Heilpraktiker praktisch beherrscht, interessiert nach bestandener Prüfung niemanden mehr.

Dass weder Heilpraktikergesetz noch die Therapiefreiheit in Stein gemeißelt sind, erklärte das OVG Nordrhein-Westfalen in einem Urteil vom 4.12.1985, wonach eine Untersagungsverfügung einer spezifischen Behandlungsmethode (hier der intraarteriellen Ozon-Insufflation) im Einzelfall erfolgen kann, sobald eine konkrete Gesundheitsgefahr für den Patienten besteht: »Die Entscheidung des OVG Nordrhein-Westfalen legte die Grundlage dafür, dass das Heilpraktikergesetz nicht als abschließende Regelung der Berufsausübung des Heilpraktikers gesehen wird. Daher müsse eine Untersagung auch nach der ordnungsbehördenrechtlichen Generalklausel möglich sein.«[79]

Ausbildung

Auch wenn gesetzlich keine Ausbildung für Heilpraktikeraspiranten vorgesehen ist, absolviert ein Großteil eine Ausbildung. Es gibt Heilpraktiker-Schulen mit Präsenzunterricht und auch Angebote zum Fernstudium, allesamt privat. In den vergangenen Jahrzehnten gab es Anstrengungen innerhalb der Heilpraktikerschaft, die Ausbildung zu vereinheitlichen und verbindliche Standards zu schaffen. So zählt eine Grundausbildung in Anatomie, Physiologie und Pathologie, in Differentialdiagnostik, Laborkunde sowie die Vermittlung des Infektionsschutzgesetzes, der Rechtslage, von Erste-Hilfe-Techniken und einigem mehr zum Curriculum fast aller Schulen. Und trotzdem muss man die Schulausbildung kritisch sehen: »Da solche Schulen keiner staatlichen Fachaufsicht unterliegen, versprechen ihre Lehrangebote oft mehr, als sie halten. Hinzu kommt, dass die neu hinzukommenden Heilpraktiker die traditionelle Selbstbeschränkung dieses Berufs immer mehr aufgeben und das Spektrum der heilkundlichen Befugnis weitgehend ausschöpfen, ohne dafür ausreichend qualifiziert zu sein.«[80]

Neben der vernünftigen Vermittlung medizinischer Fachkenntnisse wird noch immer zu viel pseudomedizinischer Humbug gelehrt. Vieles hat nichts mit Naturheilkunde, sondern mit Scharlatanerie zu tun. Patienten bringen Heilpraktikern viel Vertrauen entgegen und kommen oft mit hohen Erwartungen in die Praxis. Es sind genau diese hohen Erwartungen, die eine entsprechend qualifizierte Ausbildung verlangen. In der Ausbildung sollten die Möglichkeiten, aber auch die Grenzen der sogenannten Alternativmedizin vermittelt werden. Das geschieht zwar, aber meiner Erfahrung nach überwiegt das unkritische Überbewerten von naturheilkundlichen Therapien. Die beste Heilpraktiker-Ausbildung nützt nichts, wenn sie den medizinischen Wissensstand des frühen 19. Jahrhunderts repräsentiert.

Sektorale Heilerlaubnis

Auf dem 18. Heilpraktiker-Symposium in Dresden am 22.11.2014 gab es durchaus selbstkritische Stimmen. So wurde das undurchschaubare Treiben auf dem »sektoralen Heilpraktikermarkt« beklagt. Zu den vielen Vollheilpraktikern kämen inzwischen immer mehr »halbe Heilpraktiker« dazu, die sogenannten sektoralen Heilpraktiker. Es fing an mit dem *Heilpraktiker, begrenzt auf das Gebiet der Psychotherapie* (vgl. Kapitel 3). Seit 2009 können auch Physiotherapeuten die sektorale Heilerlaubnis erlangen. Das bringt den Physiotherapeuten weitaus mehr therapeutische Freiheiten. Normalerweise stellen sie keine Diagnosen, sondern arbeiten auf Weisung eines Arztes. Die sektorale Heilerlaubnis gestattet es ihnen jedoch, eigenständig zu behandeln. Sie dürfen diese Tätigkeiten allerdings nicht mit den gesetzlichen Krankenkassen abrechnen. In einigen Bundesländern gibt es nun auch eine sektorale Erlaubnis für Podologen. Die Heilpraktiker auf dem Symposium befürchteten noch weitere Teilzulassungen. Nicht, weil sie es den Kollegen nicht gönnen würden, den Titel Heilpraktiker in der Berufsbezeichnung zu führen, sondern weil sie ein verwaltungs- und ausbildungstechnisches Chaos heraufziehen sehen. Bereits jetzt seien die Verwaltungsebene, die Gesundheitsämter und Gesundheitsministerien mitunter vollkommen überfordert. Es herrsche keine Einigkeit darüber, wie die Teilzulassungen zu handhaben seien, da es keine bundeseinheitliche Regelung gebe. Falls für die Zulassung weitere medizinische Kenntnisse eingefordert werden, z. B. in Differentialdiagnostik oder Infektionsschutzgesetz, dann reicht in einem Bundesland ein Crashkurs von acht Stunden aus, in einem anderen werden bis zu sechzig Stunden verlangt. Auch unter den Therapeuten selbst gibt es oft keine Klarheiten über ihre Kompetenzen. Darf ein »Sektoraler Heilpraktiker für Physiotherapie« nun Osteopathie und Chiropraktik anbieten oder nicht? Darf er nicht. Kommentar des Referenten: »Das war für manche ein Schock. Viele ignorieren es aber einfach.«[81] Auf dem Symposium wurde der Ruf laut, dass die Gesundheitsämter, die Gesundheitsministerien und auch der Bund derartigen Entwicklungen mit ihren Mitteln Einhalt gebieten sollten.

Grenzüberschreitungen

Vor allem bei Krebs und in der Kinderheilkunde gibt es inakzeptable, gefahrvolle Grenzüberschreitungen von Heilpraktikern. Es kommt immer wieder vor, dass Patienten von Chemotherapien abgeraten wird, zugunsten der Einnahme von Aprikosenkernen, hochdosierten Vitaminen und vielen anderen wirkungslosen oder gefährlichen Mitteln.[82] Der Krebsinformationsdienst warnt diesbezüglich vor dem »Geschäft mit der Angst«.

In der alternativen Kinderheilkunde dreht sich vieles um Impfungen, wie sie zu verhindern bzw. wie sie wieder »auszuleiten« sind. Globuli und Bachblüten werden Medikamenten vorgezogen, selbst im akuten Krankheitsfall. Noch immer verbreiten Heilpraktiker den Mythos, Kinder müssten tagelang hoch fiebern, damit der Körper mit der Krankheit alleine zurechtkomme. Ein gefährlicher Irrtum. Viel zu oft »gleite das Vorgehen der Heilpraktiker ins Irrationale ab und entarte stellenweise zu einem absurden Nachahmungsversuch schulmedizinischer Methoden«.[83]

Patientenschutz

Gemäß dem Selbstbestimmungsrecht obliegt es jedem Patienten selbst, welche medizinischen Angebote er in Anspruch nimmt. Es heißt, nahezu achtzig Prozent der Bevölkerung wünschen sich eine naturheilkundlich-medizinische Versorgung. Ich behaupte, die meisten tun dies in Unkenntnis der heilpraktischen Methoden, Weltbilder und Wirksamkeit. Es fängt schon beim Gang in die Apotheke an. Fast automatisch verlangt man bei einer Erkältung oder Unwohlsein nach etwas »Pflanzlichem« oder »Homöopathischem«, das keine Nebenwirkungen habe. Tatsächlich haben viele der Naturheilmittel keine Nebenwirkungen, ganz einfach weil sie auch keine Wirkung haben. Gefährlich wird es, wie bereits gezeigt, bei schweren Erkrankungen und in der Kinderheilkunde allgemein. »Die Erfahrung lehrt, dass die große Masse des Volkes die Inanspruchnahme von Laienbehandlern für unbedenklich hält, weil der Staat denselben die Ausbildung der Heilkunde ja ausdrücklich gestattet«[84], so noch einmal Ehlers. Der Gesetzgeber geht in diesem Zusammenhang folglich von einer Fehlannahme aus. Nämlich davon, dass der mündige Bürger schon Bescheid weiß, worauf er sich bei einem Heilpraktiker einlässt. »Dieses Argument trifft nicht zu, denn dem Bürger fehlen Urteilsvermögen und Einsicht; er weiß lediglich, dass der Staat den Heilpraktiker geprüft hat, dass er also seinen Beruf ausüben darf, er weiß nicht, ob er zweckentsprechend auf seinen Beruf vorbereitet wurde – auch dann nicht, wenn er ein privates Diplom an die Wand des Sprechzimmers hängt. Der Bürger kann nicht wissen, ob sich der angehende Heilpraktiker eine für seine verantwortliche Tätigkeit am Menschen stofflich umfassende, nach dem neuesten Stand der Wissenschaft notwendige, qualitative Ausbildung angeeignet hat und ob er notwendige praktische Anleitungen und Erfahrungen vermittelt bekommen hat in dieser Ausbildung oder ob er unvollständig, schnell oder oberflächlich für die amtsärztliche Überprüfung vorbereitet wurde.«[85]

Das Selbstbestimmungsrecht ist nur so viel wert wie das Maß an Aufgeklärtheit. Grundsätzlich hat der Heilpraktiker einem Urteil des OLG Hamm zufolge die gleichen Aufklärungspflichten wie der Arzt. Diese umfassen die Unterrichtung eines Patienten über die Art und Schwere seiner Erkrankung, die diagnostischen und therapeutischen Möglichkeiten sowie mögliche Risiken der Behandlung. Stimmt ein Patient einer medizinischen Therapie zu, dann im Wissen und Vertrauen darauf, dass der Arzt entsprechend ausgebildet und die Wirksamkeit der Therapie anerkannt ist. Vom Heilpraktiker erwarten die meisten Patienten ebenso, dass er eine staatlich kontrollierte und reglementierte Ausbildung durchlaufen hat, schon allein, weil es nicht der allgemeinen Verkehrsauffassung entspricht, dass »ein Normalbürger ohne medizinische Vorkenntnisse oder Approbation Operationen vornehmen, Injektionen geben oder etwa Akupunktur ausüben darf«.[86] Könnte man also davon reden, dass Patienten über die tatsächlichen Qualifikationen von Heilpraktikern getäuscht werden? Nicht mit böser Absicht, aber durch eine intransparente Gesetzeslage: »Die Insuffizienz der Rechtsgrundlagen für die Tätigkeit der Heilpraktiker erweist sich auch hier.«[87]

Das Grundrecht der Berufsfreiheit gewährt dem Einzelnen das Recht, »jede Tätigkeit, für die er sich geeignet glaubt, als Beruf zu ergreifen; er soll die Tätigkeit, zu der er sich berufen« fühlt, frei wählen können. Dieses Grundrecht ist demnach eine Präzisierung des umfassenderen, in Artikel 2 Abs. 1 Grundgesetz erwirkten Rechts auf freie Entfaltung der Persönlichkeit.[88] Das Grundrecht ist aber in der Ausübung nicht unantastbar. Gemäß Artikel 12 Abs. 1 Grundgesetz ist der Gesetzgeber befugt, sachgerechte Regelungen zu treffen. So gestattet es Artikel 74 Abs. 19 Grundgesetz dem Gesetzgeber, gesetzliche Regelungen der Zulassung zu ärztlichen und anderen Heilberufen zu treffen. Die durch Artikel 12 Grundgesetz garantierte Freiheit unterliegt damit gesetzlichen Schranken. Ein höchstrichterlicher Spruch besagt, dass »der Allgemeinheit durch die Berufsausübung persönlich unfähiger Berufswilliger keine Gefahren erwachsen dürfen«.[89] Selbstverständlich sind nicht alle Heilpraktiker unfähig. Die Liebe zu ihrem Beruf führt oft zu einem erheblichen Engagement. Knackpunkt bleibt, dass sich die Gefahrenabwehr rein auf die Heilpraktikerprüfung beschränkt. Ob der Heilpraktiker über das Auswendiglernen von Prüfungsstoff hinaus befähigt ist, mit Patienten umzugehen, muss er nirgendwo nachweisen. Insofern wären Pflichtpraktika in Arztpraxen oder Krankenhäusern das Minimum.

Der neue Heilpraktiker

Um die »Volksgesundheit« und den Einzelnen gleichermaßen zu schützen, gibt es nur zwei Optionen: eine qualifizierte Ausbildung auf der Grundlage eines bundeseinheitlichen Curriculums sowie eine staatlich kontrollierte Prüfung und Zulassung. Das würde zwar tatsächlich zu einem »Mini-Medizinstudium« führen, gegen das sich insbesondere Ärzte schon in der Vergangenheit ausgesprochen haben. Dafür gäbe es den neuen Heilpraktikerberuf aber auch nur mit tiefen Einschnitten in die bisherigen Befugnisse. Insofern hätten beide – Ärzte und Heilpraktiker – eine Kröte zu schlucken. Letztlich käme eine grundlegende Reform des Heilpraktikergesetzes aber vor allem den Patienten zugute. Ohne Widerstand wird es dennoch nicht über die Bühne gehen. Gerade was die Einschnitte in Kompetenzen angeht, ist mit Gegenwehr der Heilpraktikerschaft zu rechnen. Auf dem 18. Heilpraktiker-Symposium wurde das Heilpraktikergesetz als das bezeichnet, was es ist: »Nicht sehr gut.« Vielleicht weil ein Staatssekretär anwesend war, sperrte man sich hier nicht grundsätzlich gegen Reformen, allerdings nur unter der Garantie, dass es keine Einschnitte in die Kompetenzen der Heilpraktiker geben werde. Doch genau darum geht es. Zwar sollten tätige Heilpraktiker im Rahmen des Bestandschutzes ihre vollen Befugnisse behalten und nicht um ihren Beruf fürchten müssen. Aber es muss die Frage erlaubt sein, ob künftigen Heilpraktikern die Befugnis, Diagnosen zu stellen und eigenmächtig zu therapieren, nicht besser verwehrt wird. Ob es nicht vernünftiger wäre, wenn sie auf Weisung eines Arztes tätig werden. So wie es z. B. bei Physiotherapeuten (ohne sektorale Heilerlaubnis) der Fall ist.

Es bleiben weitere Bedenken. Wie damit umgehen, dass Heilpraktiker oftmals etwas der Wissenschaftsmedizin Konträres behaupten? Wie mit den esoterischen Verfahren umgehen?

Sollte es überhaupt eine staatlich anerkannte Ausbildung in Hokuspokus geben? Denn wenn man einerseits das Heilpraktikerwesen reformieren, aber anderseits der Medizin die Parawissenschaften austreiben möchte, steht auch das Therapiespektrum der Heilpraktiker zur Disposition. Natürlich kann man Irisdiagnostik, biologische Krebstherapie, intravenöse Laserblutbestrahlung usw. nicht verbieten. Daher wären die Schulen gefragt. Sie müssten sich endlich den grenzwissenschaftlichen, zum Teil überholten Therapien stellen und sie kritisch hinterfragen. Eine Neubewertung veralteter Therapien könnte auch zu einer Aufwertung wirksamer alternativmedizinischer Methoden führen. Anstatt weiterhin stur auf Feinstofflichkeit, Wassergedächtnis und Schwingungen zu beharren, könnten die Mechanismen des Placeboeffekts vermittelt werden.

Die Nichtakzeptanz wissenschaftlicher, empirischer Forschung bleibt eines der Hauptprobleme der Paramedizin. Dass Heilpraktiker oft auf Kriegsfuß mit der Wissenschaft stehen, blockierte bislang eine sachliche Auseinandersetzung. Es wäre zu wünschen, dass Heilpraktiker und Alternativmediziner bei ihren Patienten ein Bewusstsein dafür schaffen, warum alternative Therapien zu wirken scheinen (vgl. *Was Heilpraktiker richtig gut können* und *Was wirkt eigentlich, wenn es wirkt?* in Kapitel 4). Solange immer noch der Irrglaube an »Entgiftungen«, »Entstörungen« und »Fernwirkungen« verbreitet wird, bleiben alle Reformanstrengungen vergeblich.

Wellness statt Humbug

Vielleicht wäre der *neue Heilpraktiker* eher ein Genesungsbegleiter, der in Abstimmung mit dem Arzt da weitermacht, wofür dem Arzt zeitliche Ressourcen fehlen. Nämlich das körperliche und seelische Wohlbefinden des Patienten zu stärken. Diagnostik und Therapie ist Sache von Medizinern, aber Linderung von Beschwerden und Steigerung der Lebensqualität könnte an entsprechend qualifizierte Heilbehandler delegiert werden.

Einige Heilpraktikerschulen bieten bereits eine Ausbildung zum *Wellnesstrainer* an. Dort werden »die Wirkungen neuer ganzheitlicher Anwendungen, z. B. meditativer Entspannung, von Bewegungs- und Körperübungen, ungewöhnlicher Massagetechniken aus aller Welt genauso wie die angenehmen und gesundheitsfördernden Wirkungen von Licht, Luft, Wasser, Düften, Pflanzen, Musik, von menschlicher Zuwendung und Gruppenaktivitäten in vielerlei Formen« vermittelt.[90] Zwar gibt es bereits Entspannungstherapeuten, Gesundheitstrainer, Stressmanagement-Trainer u a., aber auch das sind weder geschützte noch staatlich geregelte Berufe. Auch hier hat der Patient bzw. Klient kaum Garantien für eine qualifizierte Ausbildung des Therapeuten. Es wäre zu überlegen, ob und inwieweit sich diese Berufe zu einem staatlich anerkannten Berufsbild zusammenführen ließen. Dass es einen großen Bedarf an Entspannung und *Achtsamkeitstraining* gibt, daran besteht ja kein Zweifel. Leider ist auch der Wellness-Sektor durchdrungen von pseudowissenschaftlichen Vokabeln und Verheißungen. Auch da hilft nur Aufklärung. Immerhin gibt es seriöse Studien, die Entspannungsverfahren, Massagetechniken und Achtsamkeitstraining als wirksam einstufen.

Sinnvolle alternativmedizinische Anwendungen

Für einen Großteil der Therapien der klassischen Naturheilkunde und Alternativmedizin konnte auch nach wiederholten qualitativ hochwertigen Studien keine Wirksamkeit über den Placeboeffekt hinaus bewiesen werden. Im Jahr 2005 gab es eine große Veröffentlichung der Stiftung Warentest zu alternativen Heilmethoden. Zweiundfünfzig alternative Diagnose-

und Therapieverfahren wurden einer strengen Bewertung nach Plausibilität, Risiken und Wirksamkeit unterzogen. Für die meisten fiel die Abwägung von Nutzen und Risiko negativ aus, das Urteil hieß dann »nicht geeignet«. Dennoch gibt es eine Reihe an Therapien, die für bestimmte Indikationen als »geeignet« bewertet wurden. Diese Publikation ist mehr als zehn Jahre her. Eine Überarbeitung und umfassende Neubewertung unter Berücksichtigung aktueller Studienergebnisse ist daher wünschenswert.

Alternativmedizinische Verfahren sind regelmäßig Gegenstand von Studien. Auch die konventionelle Medizin erhofft sich schließlich wirksame und (die Politik) auch preiswerte Therapien.

Hier also eine Aufzählung an Therapien, die bei bestimmten Indikationen als wirksam bewertet werden: Alexandertechnik, Akupunktur, Autogenes Training, Biofeedback, Feldenkrais, Hypnose, Massage, Meditation, Musiktherapie, Mikrobiologische Therapie, Progressive Muskelentspannung, Qigong, Tai-Chi und Yoga.

Es ist zu beachten, dass all diese Therapien nur bei eingeschränkter Indikation empfohlen werden und keineswegs Allheilmittel sind. So fällt die Beurteilung der Hypnose z. B. bei Schlafstörungen, Reizdarm und Tinnitus positiv aus, bei Asthma, Schwangerschaftsbeschwerden und kindlicher Migräne wird sie hingegen nicht empfohlen.

Bei den genannten Therapien ist der esoterische Score vergleichsweise niedrig. Diese Therapien könnten als Begleittherapien fungieren, die von staatlich geprüften Therapeuten ausgeübt werden. Sie sind tatsächlich komplementär und weitgehend sicher.

Soziale Netzwerke sind inzwischen ein Gradmesser für gesellschaftliche Zustände. Wenn man erlebt, was sich in den Paramedizin-Foren und auf Plattformen oder in entsprechenden Facebook-Gruppen abspielt, dann kann einen das kalte Grausen packen. Die Facebook-Gruppen »Deutschland verbrennt den Impfpass« und »Impfen ... NEIN danke!!!!« haben jeweils knapp 9000 Mitglieder (Stand Januar 2016). Es gibt zahllose weitere Antiimpfgruppen auf Facebook. Die Gruppe »Germanische Neue Medizin« hat knapp 5800 Mitglieder (Stand Januar 2016). Das »Zentrum für Gesundheit«, eine wilde Mischung aus Verschwörungstheorien, Antiimpfpropaganda und Pseudowissenschaft, vor der Verbraucherschützer seit Langem warnen, hat knapp 161 000 Anhänger auf Facebook (Stand Januar 2016). Diesen Gruppen gemein ist die Verbreitung paramedizinischen und pseudowissenschaftlichen Unfugs. Ob diese Gruppen repräsentativ sind, spielt dabei nur eine untergeordnete Rolle. Jeder Krebskranke, der seine medizinische Therapie abbricht, um sich den Krebs von einem Schamanen wegtanzen zu lassen, ist einer zu viel. Und jedes Kind, das sich mit Masern ansteckt, weil seine Eltern ihm die Impfung verwehrt haben, ist ebenfalls eines zu viel. Zumal es mit nahezu einhundert Prozent weitere Ungeimpfte anstecken wird.

Heilpraktiker sind Multiplikatoren derartigen Gedankenguts. Man kann es in den sozialen Netzwerken vielfach nachlesen. Eltern berichten, dass Heilpraktiker ihnen von Impfungen abraten, dass sie sog. »Impfausleitungen« vornehmen wollen. Dass sie Globuli Medikamenten vorziehen. Es stimmt, dass Antibiotika neben den schädlichen Bakterien auch die nützlichen vernichten. Aber der Großteil der Bakterienstämme erholt sich ziemlich rasch wieder. Und offenkundig lässt sich ohne bestimmte Darmbakterien besser weiterleben als mit

Meningitis, Myokarditis oder Sepsis, alles mögliche Folgen schwerer, unbehandelter Bakterieninfektionen.

Selbstverständlich handeln nicht alle Heilpraktiker fahrlässig und jenseits der Grenzen des gesunden Menschenverstandes. Ich bin davon überzeugt, dass es verantwortungsbewusste, sachlich argumentierende und fachlich korrekt agierende Heilpraktiker gibt. Gerade diese müssten an einer Neuregelung des Heilpraktikergesetzes bzw. einer grundsätzlichen Reformierung des Berufsbildes interessiert sein. Schon allein, damit sie nicht zwangsläufig in Verbindung mit zwielichtigen Gruppierungen gebracht werden.

Leider haben Heilpraktiker machtvolle Verbündete im Kampf gegen Impfungen. Das sind die Hebammen und anthroposophisch orientierte Ärzte (siehe Kapitel 5).

Hinter jedem neugeborenen Kind steht eine Hebamme. Sehr viele von ihnen stehen Impfungen kritisch und Globuli aufgeschlossen gegenüber. Umfragen unter Hebammen zufolge lehnt jede vierte Hebamme die Impfungen gegen Masern und Keuchhusten ab.[91] In der *Deutschen Hebammen Zeitschrift* erschien in Ausgabe 7/2014 der Artikel einer Hebamme, die nochmal alle – dutzendfach widerlegten – teils verschwörungstheoretischen Argumente gegen Impfungen auffährt.[92] Vielen Müttern im Wochenbett wird kurz vor den ersten Impfungen des Babys die Suggestivfrage gestellt, ob sie auch wirklich die Pro und Contras von Impfungen bedacht haben. Dabei hat jede einzelne derzeit von der Ständigen Impfkommission (STIKO) empfohlene Schutzimpfung ihre Berechtigung. Die ablehnende Haltung gegen Impfungen und das Befürworten von Homöopathie etc. hat stark mit dem Selbstverständnis von Hebammen zu tun. Hebammen sehen sich traditionell in Gegnerschaft zur etablierten Medizin. Das Beispiel der Hebammen zeigt, dass auch ein staatlich anerkannter Beruf nicht vor irrationalen Entgleisungen schützt. Aber Hebammen agieren nur auf einem stark eingegrenzten Sektor. Heilpraktiker hingegen haben weitreichende therapeutische Befugnisse. Immerhin schreiben einige Berufsordnungen für Hebammen vor, »auf die Zweckmäßigkeit von Schutzimpfungen gemäß den öffentlichen Empfehlungen« hinzuweisen, so beispielsweise die Hamburger Berufsordnung. So ein Passus könnte auch in ein reformiertes Heilpraktikergesetz einfließen.

Da es in Deutschland keine Impfpflicht gibt, fällt die Entscheidung in die persönliche Verantwortung eines jeden mündigen Erwachsenen, ob er sich und seine Kinder impfen lässt. Heilpraktiker sollten sich endlich ihrer Verantwortung als Angehörige der Heilberufe stellen und Impfungen als wirksame Prävention gegen gefährliche Infektionskrankheiten anerkennen. Ich weiß, dass das derzeit utopisch, gar naiv klingt. Es ist vermutlich kaum mit dem Selbstbild der Heilpraktiker als »Stachel im Fleisch der Schulmedizin« zu vereinbaren. Aber für mich steht und fällt die Akzeptanz von Heilpraktikern mit deren Akzeptanz von Impfungen.

Heilpraktiker könnten ihre Erfahrungen in die Debatte um eine zeitgemäße, individuelle Medizin mit einbringen. Sie sind nicht die schlechtesten Differentialdiagnostiker – sofern sie in medizinisch plausiblen Grenzen bleiben. Heilpraktiker könnten Experten der »sprechenden Medizin« sein. Auch Placeboeffekte hinterlassen ihre Spuren im Gehirn. Eine gelungene Arzt-Patient-Interaktion setzt im Patienten beruhigende und motivierende Botenstoffe frei, die vor allem das Belohnungszentrum stimulieren. Vertrauen zum Arzt/zur Ärztin oder eben zum Heilpraktiker hat ein großes Heilungspotenzial.[93] Aber solange diese esoterisch gefärbtes Halbwissen verbreiten, verspielen sie ihre Chance, von seriöser Seite gehört zu werden.

Man kann es Menschen nicht verbieten, sich esoterisch zu orientieren. Aber man kann aufklären. Es kann nicht darum gehen, den letzten Hardcore-Esoteriker auf die Seite der Vernunft zu ziehen. Wozu auch? Es steht jedem Menschen frei zu glauben, woran er will. Es geht vielmehr um die vielen eher arglosen Patientinnen und Patienten, die wie ich am Anfang meiner Suche nach Heilung für meine Beschwerden auf der Suche nach Alternativen zur ärztlichen Praxis sind. Die vielleicht schier verzweifelt sind. Die keine weltanschauliche Motivation in die Heilpraxis treibt, sondern die Hoffnung, gehört und gut »behandelt« zu werden.

Für Menschen, die entweder »austherapiert« sind oder unter somatoformen Störungen leiden, muss es eine Option jenseits von konventioneller und esoterischer Medizin geben. Ein qualifizierter, sachkundiger, rationaler und zugleich einfühlsamer Heilbehandler ist eine Vision, die ich nicht aufgeben möchte.

8. Gegen das große Misstrauen

Was taugen Studien?

Sowohl Gegner wie auch Befürworter der Alternativmedizin zitieren gern aus Studien, die entweder die schreiende Unwirksamkeit oder die heilbringende Kraft der unterschiedlichsten Therapien belegen sollen. Beide Parteien sind dabei der hinterlistigen Macht des *confirmation bias* – des Bestätigungsfehlers – ausgeliefert. Man möchte nun einmal nur die Studien anführen, die das bestätigen, was man erhofft, und die sich mit den eigenen Erwartungen decken. Ich gestehe, dass mir Studien auch lieber sind, die beweisen, dass die Naturgesetze letztlich recht verlässliche Aussagen liefern. Nun ist man als Kritikerin der Paramedizin in der komfortablen Situation, dass die Studien- und Beweislage zuungunsten von Homöopathie und Co. ziemlich erdrückend ist. Es stellt sich deshalb die Frage, warum das Anhänger der Paramedizin so unbeeindruckt lässt?

Zum einen, weil sie selbst Studien, die heilsame Effekte ihrer Therapien nachweisen, zur Hand haben. Zum anderen aber – und das ist zwar widersprüchlich, aber entscheidend – weil sie oftmals weder Vertrauen in Studien noch in die Medien haben. Wobei nicht selten mit zweierlei Maß gemessen wird: Sobald ein pharmazeutisches Unternehmen eine Studie in Auftrag gibt, wird das Ergebnis angezweifelt. Zum Nachweis der Wirksamkeit anthroposophischer oder homöopathischer Mittel wird aber, ohne mit der Wimper zu zucken, auf Studien von entsprechenden Herstellern verwiesen. Selbst die unabhängigste, qualitativ hochwertigste Studie könnte viele Anhänger der Paramedizin nicht überzeugen. Sie hegen noch immer den Verdacht, dass letztlich doch ein übermächtiger Konzern mit üblen Absichten dahintersteckt. Oder sich ein gewisses Establishment ohnehin gegen alles nicht knallhart Rationale verschworen hat.

Die Argumente der Impfgegner gehen so weit, zu behaupten, dass es weder einen Nachweis über die Wirksamkeit von Impfungen noch einen Nachweis über die Existenz von Viren gebe. Insbesondere die Existenz von HI- und Masernviren werden von sog. Virenleugnern angezweifelt. Ab einer gewissen argumentativen Eskalationsstufe wird es schwierig bis unmöglich, überhaupt weiter zu kommunizieren. Wenn Menschen davon überzeugt sind, dass die Verfasstheit der Welt eigentlich eine ganz andere ist, dass die Realität nur ein schwaches Zerrbild einer Hyperrealität ist, dann helfen keine sachlichen Argumente mehr. Dann sollte man sich freundlich aus der Diskussion verabschieden. Das schont die Nerven.

Wenn man die Paramedizin kritisiert, wird man unweigerlich mit dem Vorwurf konfrontiert, man sei ein Missionar der Pharmaindustrie. Dem kann man nur entgegnen, dass man sich im Klaren darüber ist, dass es dort Missstände gibt. Das wäre ein eigenes Buch wert. Der Wissenschaftsjournalist Ben Goldacre schaffte sogar beides: die verlogenen Mechanismen der Pseudomedizin sowie die verlogenen Mechanismen der Pharmaindustrie offenzulegen.[94] Trotzdem muss man anerkennen, dass die Pharmaindustrie neben Mechanismen der Korruption und Manipulation eben auch viele heilende und lebensrettende Produkte produziert. Man muss das eine kritisieren und kann das andere honorieren.

Es ist in der Tat nicht leicht, zu entscheiden, wann eine Gesundheitsinformation als verlässlich einzustufen ist. Gibt es also Portale und Veröffentlichungen, denen man ein Minimum an Vertrauen entgegenbringen kann? Und wenn ja, warum?

Auf die Cochrane Collaboration ist bereits in Kapitel 5 eingegangen worden. Es ist ein Glücksfall, dass es sie gibt. Das internationale, gemeinnützige Netzwerk leistet wertvolle Arbeit und gilt als eine der seriösesten Institutionen auf dem Gebiet der Gesundheitsinformation. Auf den Bewertungen von Studien durch die Cochrane Collaboration stützen sich weltweit Empfehlungen für die medizinische Versorgung.

Der evidenzbasierten Medizin verpflichtet

Im Zentrum eines Cochrane Reviews, also einer Übersichtsarbeit, steht eine klare Fragestellung, so zum Beispiel: »Hilft körperliche Bewegung bei Depressionen?«, oder: »Hilft Akupunktur bei Nackenschmerzen?« Ausgehend von dieser Fragestellung durchforsten Cochrane-Autoren relevante Forschungsergebnisse und Studien, bewerten sie nach strengen Kriterien und veröffentlichen diese Zusammenfassungen in der Cochrane Library. Die Übersichtsarbeiten werden von Cochrane-Review-Gruppen zusammengestellt, die sich aus Autoren unterschiedlicher Fachrichtungen und Disziplinen zusammensetzen. Erfreulicherweise gibt es eine deutsche Cochrane-Seite, wo Übersetzungen in laienverständlicher Sprache veröffentlicht werden, wenn auch nur ein Bruchteil aller veröffentlichten Studien. Nochmals sei erwähnt, dass die Cochrane Collaboration unabhängig von der pharmazeutischen oder sonstigen Industrie arbeitet. Das Besondere an Cochrane ist, dass es sowohl zur Qualitätssteigerung in der medizinischen Forschung beiträgt wie auch zur Aufklärung interessierter Laien. Denn neben den schnöden Auswertungen stellen die Autoren ganz praktische Fragen: Warum ist dieser Review wichtig? Wer könnte an diesem Review interessiert sein? Welche Fragen möchte dieser Review beantworten? Welche Studien wurden in diesen Review eingeschlossen? Was sagt uns die in diesem Review zusammengefasste Evidenz? Was sollte als Nächstes passieren? Denn erstaunlich oft empfehlen die Autoren, dass weitere große Studien benötigt werden oder dass die Qualität der Studien verbesserungswürdig ist. Das Entscheidende ist aber, dass Cochrane die Qualität der Studien beurteilt. Nämlich ob sie doppelblind, randomisiert und placebokontrolliert durchgeführt wurden, ob es eine ausreichende Menge an Probanden gab, in welchem Land sie durchgeführt wurde und ob dabei die strengen methodischen Regeln der evidenzbasierten Medizin befolgt wurden. Könnte der Auftraggeber der Studie in einen Interessenkonflikt verwickelt sein? Erst wenn diese Punkte alle erfüllt bzw. kontrolliert sind, kann von einer vertrauenswürdigen Studie gesprochen werden.

Letztlich geht es bei Cochrane um einen »Wissenstransfer aus der klinischen Forschung in die klinische Praxis«.[95] Wie und ob die Ergebnisse aus Cochrane Reviews allerdings bei Ärzten ankommen, steht auf einem anderen Blatt. Weitaus schwieriger dürfte die Vermittlung dieses Forschungswissens an Patienten sein. Wenn man nicht ohnehin aus der Medizin- oder Wissenschaftsbranche kommt, kommt man womöglich kaum in Berührung mit Forschungen zu evidenzbasierter Medizin. Das geht schon beim Googeln los: Gibt man das Stichwort »Homöopathie« in die Suchzeile ein, dann erscheinen rundum homöopathieaffine Seiten (Stand 25.1.2016) – allerdings eingerahmt vom Wikipedia-Artikel und einem Beitrag des GWUP e. V., die beide auf die wissenschaftliche Unplausibilität der Homöopathie verweisen. Paramedizin-Anhänger dürften sowohl Wikipedia als auch die Skeptikervereinigung eher meiden. Sucht man nach »Homöopathie Studien«, erscheinen zuerst einige homöopathiefreundliche Seiten und danach viel kritische Berichterstattung. Begibt man sich aber eigenmächtig auf Spurensuche in medizinischen Datenbanken, dann trifft man auf spröde bis unübersichtliche, leseunfreundliche Seiten. Da heißt es dann: durchbeißen. Die Netzangebote aus der bunten Welt der Paramedizin sind viel niedrigschwelliger. Schon allein die Webseiten sind einladend gestaltet. Der Klassiker: ein bräunliches Röhrchen, aus dem Globuli in ein hübsch ausstaffiertes Arrangement aus Heilpflanzen kullern. Die Texte sind leicht verständlich und bieten mit ihren einfachen Inhalten kaum Angriffspunkte. Zudem klingt alles sehr einleuchtend, nach dem Motto: »Es geht Ihnen schlecht, weil eine Störung in Ihrem Energiehaushalt vorliegt.« Hätte ich keine Heilpraktiker-Ausbildung durchlaufen, ich hätte solche Aussagen vermutlich auf lange Sicht nicht in Frage gestellt.

Im Anhang dieses Buches werden Internetseiten empfohlen, die sich der evidenzbasierten Medizin verschrieben haben bzw. sich kritisch mit der Paramedizin auseinandersetzen. Die Autoren dieser Seiten beißen sich regelmäßig durch knochentrockene Studien und Übersichtsarbeiten und bereiten die Ergebnisse gut verständlich und bisweilen spannend auf.

Wie Sie Millionär werden können

Immer wieder behaupten Parawissenschaftler und insbesondere auch Homöopathen, die Wirkungen ihrer Mittel und Methoden nachgewiesen zu haben. Dann stellt sich nur die Frage, warum noch niemand »Die Eine-Million-Dollar-Herausforderung« für sich entscheiden konnte. Im Jahr 1964 versprach James Randi, ein großartiger amerikanischer Zauberer, demjenigen, der paranormale Fähigkeiten unter objektiven Bedingungen unter Beweis stellen könnte, 1000 Dollar. Später erhöhte er den Betrag auf 10000 Dollar. Inzwischen steht das Preisgeld bei einer Million Dollar. Es kann auch jeder den Preis gewinnen, der in der Lage ist, eine homöopathische von einer nicht homöopathischen Lösung zu unterscheiden. Oder jeder,

der den Beweis der empirischen Wirksamkeit einer grenzwissenschaftlichen Therapie anbringt. Diese Million ist noch immer unangerührt.

Wer sich mit weniger begnügt, der kann auch an den jährlich stattfindenden Psi-Tests der *Gesellschaft zur wissenschaftlichen Untersuchung von Parawissenschaften* (GWUP) teilnehmen. Die GWUP, ein Verein der Skeptikerbewegung, hat für den Nachweis paranormaler Fähigkeiten ein Preisgeld von 10000 Euro ausgeschrieben. Auch hier konnte noch niemand – trotz zahlreicher Teilnahmen – das Preisgeld einstreichen.

Ganz einfach, weil das Wunder, nämlich das Überlisten der Naturgesetze, bislang ausgeblieben ist.

»Schlecht recherchiert«

Ein Schlusswort

Sobald man Skeptisches über Heilpraktiker veröffentlicht, trifft einen die Keule der Kritik mit äußerster Wucht. Das habe ich bereits selbst erlebt und erlebe es immer wieder bei entsprechenden Texten anderer Autoren. Es liegt in der Natur der Sache, dass Heilpraktiker und ihre Anhänger die Vorwürfe nicht auf sich sitzen lassen. Fast mantraartig heißt es in den Kommentarspalten und E-Mails, man habe »schlecht« und »schlampig« recherchiert, verdrehe die Tatsachen, sei anmaßend und ohnehin feindselig gesinnt. Diese Unterstellungen kommen so gut wie immer. Nicht selten wird man zudem verdächtigt, von der Pharmaindustrie angeheuert oder ein korrupter Vertreter der sogenannten »Mainstreammedien«, gar der »Lügenpresse« zu sein. Mit diesen Angriffen muss man leben, sie sind nur der Beweis, dass Aufklärung nötig ist. Mitunter gibt es auch sachliche Kritik an der Kritik. Sie kommt von Heilpraktikern, denen an einer Reformierung und damit Aufwertung ihres Berufsstandes gelegen ist. Diese Gruppe sollte sich ermutigt fühlen, auf Missstände aufmerksam zu machen und aktiv für ihre Beseitigung einzutreten.

Ich bin damals mit Neugierde und Eifer in die Heilpraktiker-Ausbildung gegangen. Am Ende stand ein großer Konflikt und Ratlosigkeit. Es fiel mir nicht leicht, mich von diesem Berufswunsch zu verabschieden. Ich kenne sämtliche Argumente, die Heilpraktiker für die Verteidigung ihres Berufes anbringen. Ich habe sie ja eine Weile selbst gebraucht, um mich gegen Skeptiker zur Wehr zu setzen. Doch nach und nach haben bei mir die Zweifel an der Paramedizin obsiegt. Die Argumente der Kritiker von Pseudo- und Parawissenschaften haben mich einfach überzeugt und vor allem mein Interesse an Naturwissenschaften geweckt. Eine wirklich beglückende Erfahrung.

Anhang

Wie man Quacksalber enttarnt

Als Quacksalber wurden vom 14. bis 19. Jahrhundert die umherziehenden Laienheilkundigen bezeichnet, die Zähne und Knochen »brachen«, zur Ader ließen, Wunden versorgten und Wundermittelchen verabreichten. Sie waren berühmt-berüchtigt für ihre marktschreierischen Angebote, das Erfinden von Krankheiten und überzogene Heilungsversprechen.

Der amerikanische Psychiater Stephen Barrett beschäftigt sich mit Pseudomedizin, Gesundheitsmythen sowie Betrug und Schwindel auf dem alternativen Gesundheitssektor. Von Barrett stammt eine Liste mit zehn Indizien, die unseriöse Heilangebote identifiziert. Stephen Barrett nennt das »Quackery«, also Quacksalberei. In den zehn Punkten taucht vieles auf, das typisch für Heilpraktiker und den esoterischen Gesundheitsmarkt ist. Daher kann man die Liste als Handreichung verstehen, die für unlautere Methoden, fragwürdige Versprechungen und zweifelhafte Gesundheitsmythen sensibilisieren soll.

Checkliste 1: Zehn Indizien für Quacksalberei[96]

1. Denken Sie daran, dass Quacksalberei nur selten verschroben wirkt. Quacksalber drücken sich oft wissenschaftlich aus und zitieren aus wissenschaftlichen Quellen (wenn auch nicht immer richtig). Manche von ihnen haben eine seriöse wissenschaftliche Ausbildung hinter sich, sind dann aber von diesem Weg abgekommen.
2. Hören Sie nicht auf Leute, die Ihnen erzählen, dass die meisten Krankheiten durch falsche Ernährung verursacht werden oder durch die Einnahme von nahrungsergänzenden Stoffen geheilt werden können. Es gibt zwar Krankheiten, die tatsächlich ernährungsbedingt sind, die meisten sind es aber nicht. Zudem sind Krankheiten, bei denen die Ernährung eine Rolle spielt, nicht durch die Einnahme von Vitaminen zu behandeln, sondern durch eine Umstellung der Ernährung.
3. Hüten Sie sich vor Anekdoten, Empfehlungen und Referenzen. Wenn jemand behauptet, durch unorthodoxe Methoden geheilt worden zu sein, dann fragen Sie sich und wenn möglich auch Ihren Arzt, ob es auch eine andere Erklärung für die Genesung geben kann. Die meisten einmalig auftretenden, nicht chronischen Krankheiten vergehen mit der Zeit von selbst, und die meisten chronischen Krankheiten weisen symptomfreie Perioden auf. Die meisten Menschen, die von Krebs geheilt wurden, haben sich sowohl seriösen als auch unorthodoxen Behandlungsmethoden unterzogen, führen ihre Genesung jedoch auf Letztere zurück. Manche Beweise sind reine Erfindung.
4. Hüten Sie sich vor pseudomedizinischer Ausdrucksweise. Anstatt Ihre Krankheit zu behandeln, wird Ihnen ein Quacksalber womöglich vorschlagen, Ihren Körper zu »entgiften«, ihn »chemisch ins Gleichgewicht zu bringen«,

seine »nervliche Energie« freizusetzen, ihn »in Harmonie mit der Natur zu bringen« oder angebliche »Schwächen« verschiedener Organe zu korrigieren. Die Anwendung von Methoden, die nicht messbar sind, macht es möglich, von Erfolgen zu sprechen, obwohl tatsächlich gar nichts getan und erreicht wurde.

5. Fallen Sie nicht auf paranoide Behauptungen herein. Nicht konventionelle Praktiker behaupten oft, dass die Schulmedizin, Arzneimittelhersteller und der Staat sich gegen sie verschworen haben, um alles, was sie vertreten, zu unterdrücken. Für solche Theorien wurde noch nie ein Beweis angetreten. Es widerspricht auch jeglicher Logik, dass so viele Menschen die Entwicklung von Behandlungsmethoden bekämpfen, die eines Tages ihnen selbst oder einem geliebten Menschen helfen könnten.
6. Vergessen Sie »Geheimrezepte«. Echte Wissenschaftler stellen ihr Können als Teil des wissenschaftlichen Fortschritts zur Verfügung. Quacksalber dagegen halten ihre Methoden eher geheim, um zu verhindern, dass andere ihre Nutzlosigkeit unter Beweis stellen. Niemand, der tatsächlich eine Heilmethode entdeckt hat, hätte einen vernünftigen Grund dafür, diese geheim zu halten. Eine wirksame Heilmethode, vor allem für schwere Krankheiten, würde ihrem Entdecker Ruhm, Vermögen und persönliche Befriedigung bringen, wenn er seine Entdeckung mit anderen teilte.
7. Hüten Sie sich vor den Irrtümern der Kräutermedizin. Sanft, natürlich, nebenwirkungsfrei – das Image pflanzlicher Arzneimittel ist durchweg positiv. Fast zu positiv, meinen viele Apotheker und Ärzte, denn Folge des positiven Bildes ist oft genug eine unkritische Anwendung. Wer die drei häufigsten Irrtümer über pflanzliche Arzneimittel kennt, kann jedoch sicher sein, dass ihm die Medizin aus der Natur nicht schadet: Irrtum 1: Pflanzliche Arzneimit-

tel kann jeder nehmen. Falsch. Wer ein Magengeschwür hat oder hatte, für den sind beispielsweise Magenmittel oder Magentees mit Bitterstoffen tabu. Zum Ausschwemmen von Wassereinlagerungen im Gewebe (Ödeme) sind wassertreibende Arzneipflanzen völlig ungeeignet. Hier muss der Arzt verschreibungspflichtige Präparate, sogenannte Diuretika, verordnen. Irrtum 2: Alle pflanzlichen Arzneimittel eignen sich gut zur Dauereinnahme. Gegenbeispiele: Pfefferminze kann bei Dauergabe den Magenschließmuskel erschlaffen lassen und dadurch Sodbrennen auslösen. Wacholderbeeren können die Nieren schädigen, wenn sie jahrelang in hohen Dosen genommen werden. So gut diese Heilpflanzen über einen kurzen Zeitraum vertragen werden, für die Einnahme über Jahre sind sie ungeeignet. Tipp: Bedenken Sie, dass auch pflanzliche Präparate echte Arzneimittel sind, die Sie ohne den Rat von Apotheker oder Arzt nicht über längere Zeit anwenden sollten. Irrtum 3: Pflanzliche Arzneimittel sind ideal für Schwangere. Gegenbeispiele gibt es viele. Zum Beispiel kann Aloe, die gegen Verstopfung eingesetzt wird, den Blutfluss im Becken erhöhen und so eine Frühgeburt auslösen.

8. Seien Sie kritisch gegenüber Produkten, die eine Vielzahl von Krankheiten bekämpfen sollen, die nichts miteinander zu tun haben, vor allem wenn es sich um schwere Krankheiten handelt. So etwas wie ein Allheilmittel oder eine Wunderkur für jede Krankheit gibt es nicht.
9. Ignorieren Sie Appelle an Ihre Eitelkeit. Quacksalber rufen ihr Publikum vor allem gerne dazu auf, »selbst zu denken«, anstatt den kollektiven Weisheiten der Wissenschaftler-Gemeinde zu folgen. Ein weiteres Argument ist, dass ein Heilmittel, dessen Wirksamkeit bei anderen Menschen noch nicht festgestellt werden konnte, bei Ihnen sehr wohl wirken könne.

10. Lassen Sie Ihr Urteilsvermögen nicht durch Verzweiflung trüben! Wenn Sie den Eindruck haben, dass sich Ihr Arzt nicht genug bemüht, oder wenn Sie erfahren haben, dass Ihre Krankheit unheilbar ist, und Sie diese Tatsache nicht widerstandslos akzeptieren können, kommen Sie bei Ihrer verzweifelten Suche nach einer Lösung nicht vom Weg der wissenschaftlichen Heilkunst ab. Sprechen Sie stattdessen mit Ihrem Arzt über Ihre Gefühle und ziehen Sie die Möglichkeit in Erwägung, einen anerkannten Experten aufzusuchen.

Eine Kurzversion dieser zehn Indizien für Quacksalberei bietet das unabhängige, pharmakritische *arznei-Telegramm*.[97] Demnach handelt es sich sehr wahrscheinlich um Scharlatanerie bzw. Quacksalberei, wenn eine Methode bzw. ein Produkt:

1. durch einen Hinweis auf ihre exotische Herkunft (Regenwald, Himalaya u. a.) interessant gemacht wird,
2. Heilung verspricht, wenn die Schulmedizin in einer ausweglosen Situation versagt hat,
3. durch umfangreiche Erfahrungen »untermauert« sein soll, ohne dass nachvollziehbare Daten aus kontrollierten klinischen Studien zugänglich gemacht werden,
4. gegen eine Vielzahl verschiedener Erkrankungen, die nichts miteinander zu tun haben, universell wirksam sein soll,
5. regelmäßig zum Erfolg führen soll, wobei eventuelle Misserfolge jeweils der Schulmedizin angelastet werden,
6. an einzelne Personen beziehungsweise Institutionen gebunden ist, die die Therapie entwickelt haben und daran verdienen (extrem hohe Preise),
7. keine Nebenwirkungen haben oder die Nebenwirkung von Verfahren der Schulmedizin reduzieren oder aufheben soll,

8. kompliziert ist (etwa durch strenge Diätvorschriften, komplizierte Anwendungsrichtlinien u. a.), sodass Misserfolge auf Anwendungsfehler zurückgeführt werden,
9. angeblich schon seit Jahren/Jahrzehnten verwendet wird, ohne offiziell anerkannt zu sein,
10. den Wirksamkeitsbehauptungen zufolge so gut ist, dass unverständlich bleibt, warum keine Zulassung als Arzneimittel existiert.

Checkliste 2: Was zeichnet einen seriösen Heilpraktiker/ eine seriöse Heilpraktikerin aus?[98]

1. Er/Sie beantwortet bereitwillig Fragen und stellt selber keine Suggestivfragen.
2. ... erkundigt sich nach ärztlichen Diagnosen, ohne sie verächtlich zu machen.
3. ... erstellt seine/ihre Diagnosen nicht mit erwiesenermaßen untauglichen Mitteln wie Irisdiagnostik, Kinesiologie, Pendeln, Bioresonanz, Elektroakupunktur nach Voll, Aura- oder Kirlianfotografie, unüblichen Labortests, Zungendiagnostik u. v. m.
4. ... rät nicht von ärztlich verordneten Medikamenten und Impfungen ab.
5. ... erstellt einen Behandlungsplan und begründet sein/ihr Vorgehen.
6. ... führt keine weltanschaulichen Diskussionen.
7. ... setzt keine Mittel ein, die zu einer schweren allergischen Reaktion führen können.
8. ... führt keine Manipulationen an der Halswirbelsäule durch.
9. ... kann den Nachweis erbringen, dass er/sie über eine Schulung in lebensrettenden Sofortmaßnahmen verfügt.

10. ... verweist den Patienten an einen Arzt, wenn die Symptome sich nicht bessern oder verschlimmern.
11. ... berechnet seine Leistungen nach dem »Gebührenverzeichnis für Heilpraktiker«.
12. ... gibt keine Heilungsversprechen.
13. ... dokumentiert die Behandlung.
14. ... verpflichtet sich zur Verschwiegenheit.

Nützliche Internet-Seiten

Im Internet gibt es zahllose Gesundheits- und Medizinportale. Ob seriös oder unseriös, gemeinsam ist allen ein mehr oder minder professionelles Auftreten. Daher ist es oft gar nicht so leicht, auf den ersten Blick herauszufinden, ob es sich um fundierte Information oder esoterische Irreführung handelt.

Es gibt einen einfachen Trick, wie man seriöse von unseriösen Internetseiten unterscheiden kann: Man gibt im Suchfeld die Begriffe Fluorid, Impfungen und Chemtrails ein. Wenn auf den Seiten behauptet wird, dass Fluorid in der Zahnpasta krank macht, Impfungen Teufelswerk sind und Chemtrails Realität, dann sollte man besser wegklicken. Man spart auf diese Weise zudem Geld, denn auf derartigen Seiten wird man schnell dazu verführt, irgendwelche überteuerten Wundermittel zu kaufen, kostspielige Selbstfindungskurse zu buchen oder gleich eine teure Ausbildung zum Gesundheitsexperten zu machen.

Folgende Internetseiten zu Medizinthemen oder kritischer Begutachtung der Paramedizin zeichnen sich durch eine hohe Qualität und Seriosität aus:

Beweisaufnahme Homöopathie

Blog, das sich mit wissenschaftlichen Grundlagen und aktuellen Publikationen zur Homöopathie auseinandersetzt.
www.beweisaufnahme-homoeopathie.de

Cochrane

Fundgrube für medizinische Studien. Objektiv bewertet.
www.cochrane.org/de/evidence

Edzard Ernst

Deutschstämmiger emeritierter Professor für Alternativmedizin in Großbritannien. Forscht zur Wirksamkeit und Sicherheit alternativmedizinischer Methoden. Englischsprachig.
www.edzardernst.com

Gesundheitsinformation

Mit der Veröffentlichung von Gesundheitsinformation.de kommt das Institut für Qualität und Wirtschaftlichkeit im Gesundheitswesen (IQWiG) einem Teil seines gesetzlichen Auftrages zur Aufklärung der Öffentlichkeit in gesundheitlichen Fragen nach.
www.gesundheitsinformation.de

Gute Pillen, schlechte Pillen

Von der Pharmaindustrie unabhängige Verbraucherseite bzw. Zeitschrift, die pharmazeutische Produkte kritisch begutachtet. Finanziert sich über Abonnements.
www.gutepillen-schlechtepillen.de

GWUP

Gesellschaft zur wissenschaftlichen Untersuchung von Parawissenschaften e. V. Teil der Skeptikerbewegung, eines internationalen Netzwerks, das sich kritisch mit pseudo- und parawissenschaftlichen Themen auseinandersetzt.
www.gwup.de

Homöopathie neu gedacht

Blog zum Buch der Exhomöopathin Dr. Natalie Grams.
www.homoeopathie-neu-gedacht.blogspot.de

Impfen-Info

Informationsseite der Bundeszentrale für gesundheitliche Aufklärung.
www.impfen-info.de

Kinderdok

Nachrichten und Geschichten aus der Kinder- und Jugendarztpraxis. Persönlich und informativ.
www.kinderdoc.wordpress.com

Medizin transparent.at

Vorbildhafte Seite, die gesundheitliche Fragen nach dem neuesten Forschungsstand beantwortet. (Achtung: Nicht mit der parawissenschaftlichen Seite medizin-transparent.de verwechseln!)
www.medizin-transparent.at

Netzwerk Homöopathie

Dem im Februar 2016 gegründeten »Informations-Netzwerk Homöopathie« gehören Ärzte, Wissenschaftler, Apotheker, Ingenieure, Journalisten, Blogger und Interessierte an. Gemeinsames Ziel ist es, die therapeutische Unwirksamkeit und den irrationalen Hintergrund der Homöopathie ins allgemeine Bewusstsein zu bringen. Geplant ist auch eine Info-Plattform sowie eine Fallsammlung von homöopathischen Behandlungen, die nachweislich geschadet haben.
http://www.netzwerk-homoeopathie.eu

Psiram

Akronym für **Ps**eudowissenschaft, **i**rrationale Überzeugungssysteme, **A**lternative **M**edizin. Versteht sich als kritischer Verbraucherschutz vor wirkungslosen Produkten und Therapien sowie zweifelhaften Ideologien.
www.psiram.com

Scienceblogs

Blogs zu naturwissenschaftlichen, medizinischen, kulturellen, geistes- und sozialwissenschaftlichen Themengebieten.
www.scienceblogs.de

Die Wahrheit

Videoblog rund um Paramedizin und Wissenschaft.
www.diewahrheit.at

Wissen, was wirkt

Informatives Blog zu Cochrane-Studien.
www.wissenwaswirkt.org

Ausgewählte Literatur

Federspiel, Krista; Herbst, Vera (Hrsg.): Die Andere Medizin. »Alternative« Heilmethoden für Sie bewertet. Stiftung Warentest, Berlin 2005.

Goldner, Colin: Alternative Diagnose- und Therapieverfahren: Eine kritische Bestandsaufnahme. Aschaffenburg 2008.

Graf, Dittmar; Lammers, Christoph (Hrsg.): Anders heilen? Wo die Alternativmedizin irrt. Aschaffenburg 2015.

Grams, Natalie: Homöopathie neu gedacht: Was Patienten wirklich hilft. Heidelberg 2015.

Goldacre, Ben: Die Wissenschaftslüge. Die pseudowissenschaftlichen Versprechungen von Medizin, Homöopathie, Pharma- und Kosmetikindustrie. Frankfurt a. M. 2013.

Herrmann, Sebastian: Starrköpfe überzeugen. Psychotricks für den Umgang mit Verschwörungstheoretikern, Fundamentalisten, Partnern und Ihrem Chef. Reinbek bei Hamburg, 2013.

Hürter, Tobias; Rauner, Max: Schluss mit dem Bullshit. Auf der Suche nach dem verlorenen Verstand. München 2014.

Jütte, Robert: Geschichte der alternativen Medizin. Von der Volksmedizin zu den unkonventionellen Therapien von heute. München 1996.

Lambeck, Martin: Irrt die Physik? Über alternative Medizin und Esoterik. München 2014.

Much, Theodor: Der große Bluff. Irrwege und Lügen der Alternativmedizin. Berlin 2013.

Schmiedel, Volker; Augustin, Matthias (Hrsg.): Leitfaden Naturheilkunde. Methoden, Konzepte und praktische Anwendung. München 2008.

Shermer, Michael; Traynor, Lee: Heilungsversprechen. Alternativmedizin zwischen Versuch und Irrtum. Aschaffenburg 2004.

Singh, Simon; Ernst, Edzard: Gesund ohne Pillen. Was kann die Alternativmedizin? München 2009.

Weymayr, Christian; Heißmann, Nicole: Die Homöopathie-Lüge. So gefährlich ist die Lehre von den weißen Kügelchen. München 2012.

Danksagung

Für ihren fachlichen Rat danke ich herzlich Prof. Dr. Volker Wahn, Berlin; Prof. Dr. Bodo Niggemann, Berlin; Dr. Florian Aigner, Wien, und Dr. Johann Christian Ulshöfer, Herne.

Weiterführende Informationen

Aktuelle und weiterführende Informationen finden Sie unter www.unheilpraktiker.de

Anmerkungen

1 Uta Bange, Die Esoterisierung der Gesellschaft. Von Abhängigkeiten und anderen Gefahren. Unter: http://sekten-info-nrw.de/index.php?option=com_content&task=view&id=188 – Zugriff 18.1.2016.
2 Martin Mahner, in: Anders heilen? Wo die Alternativmedizin irrt. Aschaffenburg 2015, S. 11 ff.
3 Tobias Hürter/Max Rauner, Schluss mit dem Bullshit. München 2014, S. 170.
4 http://www.spektrum.de/news/hauptsache-es-geht-mir-besser/1180656 – Zugriff 23.5.2015.
5 http://www.aerzteblatt.de/archiv/134440/Internetrecherche-bei-Gesundheitsfragen-Phaenomen-Cyberchondrie – Zugriff 21.3.2015.
6 http://www.welt.de/wissenschaft/article1862428/Dr-Google-stuerzt-Hypochonder-in-Todesangst.html – _ Zugriff 18.2.2016.
7 https://www.gesetze-im-internet.de/heilprgdv_1/BJNR002590939.html (Bundesministerium der Justiz und Verbraucherschutz) – Zugriff 18.2.2016.
8 https://www.gesetze-im-internet.de/bundesrecht/heilprg/gesamt.pdf – Zugriff 18.2.2016.

9 Zit. in: Robert Jütte, Geschichte der Alternativen Medizin. Von der Volksmedizin zu den unkonventionellen Therapien von heute. München 1996, S. 45.
10 In: Simon Singh/Edzard Ernst, Gesund ohne Pillen. Was kann die Alternativmedizin? München 2009, S. 146.
11 (Az.: VI ZR 206/90)
12 http://www.vfp.de/verband/verbandszeitschrift/alle-ausgaben/59-heft-01-2013/77-wichtig-heilpraktiker-fuer-psychotherapie-duerfen-nach-erfolgter-zulassung-mit-allen-psychotherapeutischen-methoden-arbeiten.html – Zugriff 17.10.2015.
13 http://www.tierseucheninfo.niedersachsen.de/portal/live.php?navigation_id=34043&article_id=120891&_psmand=24 – Zugriff am 19.2.2016.
14 Hubertus Averbeck, Von der Kaltwasserkur bis zur physikalischen Therapie. Betrachtungen zu Personen und zur Zeit der wichtigsten Entwicklungen im 19. Jahrhundert. Bremen 2012, S. 97.
15 http://www.welt.de/print/wams/wissen/article146343852/Pille-fuers-Leben.html – Zugriff 1.3.2016.
16 http://www.ethikrat.org/presse/pressemitteilungen/2015/pressemitteilung-02-2015 – Zugriff 2.7.2015.
17 http://www.nhs.uk/conditions/leaky-gut-syndrome/Pages/Introduction.aspx (Patienteninformation des britischen National Health Service) – Zugriff am 20.2.2016.
18 http://www.immundefekt.de/immunstimulation.shtml (Webseite von Prof. Wahn) – Zugriff am 20.2.2016.
19 Schmiedel, Volker; Augustin, Matthias (Hrsg.): Leitfaden Naturheilkunde. Methoden, Konzepte und praktische Anwendung. München 2008, S. 98.
20 ebd., S. 99
21 ebd., S. 121
22 ebd., S. 120

23 http://science.sciencemag.org/content/348/6235/694.short (Artikel in Science von Mai 2015) – Zugriff 20.2.2016.
24 Vgl. Natalie Grams, Homöopathie neu gedacht. Was Patienten wirklich hilft. Heidelberg 2015, S. 105.
25 Quelle: http://www.gwup.org/inhalte/79-aktuelles/nachrichten/1754-freiburger-erklaerung?cdpetitions_limitstart=180#cdpetitions-signatures – Zugriff 1.3.2016.
26 http://www.faz.net/aktuell/wissen/medizin/studie-aus-australien-homoeopathie-nicht-besser-als-placebo-12887980.html
27 http://www.spektrum.de/news/placebo-wirkt-auch-ohne-taeuschung/1058334 – Zugriff 11.8.2015.
28 http://www.pharmazeutische-zeitung.de/index.php?id=39162
29 http://www.spiegel.de/gesundheit/diagnose/akupunktur-aerzte-streiten-ueber-wirksamkeit-a-854858.html – Zugriff 1.3.2016.
30 in: Heilungsversprechen. Alternativmedizin zwischen Versuch und Irrtum. Hrsg. von Michael Shermer und Lee Traynor, Aschaffenburg 2004, S. 187 ff.
31 https://www.psiram.com/ge/index.php/Opfer_der_Germanischen_Neuen_Medizin
32 Sascha Klotzbücher, Der Barfußarzt. Der letzte Mythos der Kulturrevolution. Universität Wien, unter: https://fedora.phaidra.univie.ac.at/fedora/get/o:102686/bdef:Content/get – Zugriff 3.11.2015.
33 http://www.spiegel.de/gesundheit/diagnose/paul-unschuld-ueber-kunstprodukt-akupunktur-naturarznei-qigong-a-909595.html – Zugriff 21.11.2015.
34 http://www.spiegel.de/spiegel/print/d-14334827.html – Zugriff 24.11.2015.
35 http://www.cochrane.org/search/site/acupuncture – Zugriff 27.11.2015.

36 http://www.erziehungskunst.de/artikel/fruehe-kindheit/masern-zwischen-mut-und-meinung/ – Zugriff 22.1.2016.

37 http://www.nagari.de/dtan/GX/Atemyoga.pdf – Zugriff 4.9.2015.

38 http://sekten-info-nrw.de/index.php?option=com_content&task=view&id=122 – Zugriff 29.2.2016.

39 Zur Verflechtung von Bioresonanz und Scientology: Frank Nordhausen, Liane v. Billerbeck, Scientology. Wie der Sektenkonzern die Welt erobern will. S. 420 f., sowie http://www.abi-ev.de/pdf/in141103.pdf – Zugriff 13.1.2016.

40 https://de.wikipedia.org/wiki/Bioresonanztherapie#Wirksamkeit – Zugriff 7.8.2015.

41 http://www.juraforum.de/recht-gesetz/physiotherapeut-darf-nicht-einrenken-509617 – Zugriff 29.2.2016.

42 https://www.thieme-connect.com/products/ejournals/pdf/10.1055/s-0033-1360494.pdf. (Zugriff 29.2.2016)

43 http://www.chiropraktik-akademie.de/menschliche koerper.html – Zugriff 22. 12. 2015.

44 https://www.thieme.de/statics/bilder/thieme/final/de/bilder/tw_physiotherapie/mt_Manipulation_der_Wirbelsaeule.pdf – Hier Punkt 3 unter Literaturangabe

45 Richard Haehl, Samuel Hahnemann. Sein Leben und Schaffen. Severus Verlag, Hamburg 2014, Nachdruck der Originalausgabe von 1944.

46 Singh/Ernst 2009, S. 136

47 Zit. in: Singh/Ernst 2009, S. 170

48 http://homoeopathie-neu-gedacht.blogspot.de/2016/01/von-wegen-sanft-und-natuerlich.html?spref=fb&m=1 – Zugriff 24.1.2016.

49 Samuel Hahnemann, Organon der Heilkunst. 6. Auflage, 1842 (nach der Ausgabe von Richard Haehl 1921), § 56.

50 Organon § 46, Anm. 8.

51 Ben Goldacre, Die Wissenschaftslüge. Die pseudo-wissenschaftlichen Versprechen von Medizin, Homöopathie, Pharma- und Kosmetikindustrie. Frankfurt am Main 2010, S. 58.
52 Vgl. unter: https://www.psiram.com/ge/index.php/Kinesiologie – Zugriff 20.1.2016.
53 Colin Goldner, Alternative Diagnose- und Therapieverfahren. Aschaffenburg 2008, S. 97.
54 Vgl. Federspiel, Krista; Herbst, Vera (Hrsg.): Die Andere Medizin, Berlin 2005, S. 265.
55 Mansour AA, et al.: A study to test the effectiveness of placebo Reiki standardization procedures developed for a planned Reiki efficacy study. J Altern Complement Med. 1999 Apr;5(2):153–64.
56 Siehe dazu den informativen Blogeintrag des Molekularbiologen und Wissenschaftsjournalisten Ludger Weß: »Grüne Smoothies – Gesundheitsrisiken aus dem Mixer«: http://ludgerwess.com/gruene-smoothies-gesundheitsrisiken-aus-dem-mixer/ – Zugriff 25.1.2016.
57 Vgl. https://www.verbraucherzentrale.de/ayurveda, http://www.spiegel.de/gesundheit/diagnose/ayurveda-medikament-lebensbedrohliche-vergiftungsgefahr-a-1050322.html – Zugriff 25.1.2016.
58 https://de.wikipedia.org/wiki/Arzneimittelzulassung#cite_note-4 – Zugriff 25.1.2016.
59 https://de.wikipedia.org/wiki/Anekdotische_Evidenz#cite_note-7 – Zugriff 25.1.2016.
60 Martin Lambeck, Irrt die Physik? Über alternative Medizin und Esoterik. 3. erweiterte Auflage, München 2014, S. 183.
61 http://www.stern.de/panorama/wissen/natur/wasserforschung--wasser-ist-sehr--sehr-vergesslich--3267886.html – Zugriff 4.11.2015.

62 http://www.wiwo.de/technologie/forschung/masernfaelle-in-deutschland-steigen-ein-milliardengeschaeft-fuer-die-pharmaindustrie/8518574-4.html – Zugriff 5.11.2015.
63 http://de.statista.com/statistik/daten/studie/248219/umfrage/prognose-zum-umsatz-in-der-pharmaindustrie-in-deutschland/ – Zugriff 20.1.2016.
64 http://www.beweisaufnahme-homoeopathie.de/?p=2045 – Zugriff 24.1.2016.
65 http://scienceblogs.de/bloodnacid/2012/11/05/gastbeitrag-homoeopathie-in-der-pharmazie-eine-bestandsaufnahme-teil-2/ – Zugriff 27.1.2016.
66 https://de.wikipedia.org/wiki/Karl_und_Veronica_Carstens-Stiftung – Zugriff 27.1.2016 sowie http://www.carstens-stiftung.de/SPIEGEL_Stellungnahme_KVC.pdf
67 Übersicht über Hochschulen mit pseudowissenschaftlichen Lehr- und Forschungsinhalten unter: https://www.psiram.com/ge/index.php/Universit%C3%A4ten_mit_pseudowissenschaftlichen_Lehr-_und_Forschungsinhalten – Zugriff 28.1.2016.
68 http://www.3sat.de/page/?source=/wissenschaftsdoku/sendungen/168589/index.html – Zugriff 28.1.2016.
69 Vgl. http://www.ruhrbarone.de/homoeopathie-impfskepsis-reiki-wie-gefaehrlich-ist-nrw-gesundheitsministerin-barbara-steffens – Zugriff 28.1.2016.
70 http://www.derwesten.de/staedte/nachrichten-aus-wetter-und-herdecke/minister-tourt-durch-ender-klinik-id7685706.html – Zugriff 28.1.2016.
71 http://blog.gwup.net/2013/06/20/vor-der-bundestagswahl-2013-die-politik-und-die-homoeopathie/ – Zugriff 28.1.2016.
72 http://scienceblogs.de/gesundheits-check/2015/11/26/homoeopathie-und-politik/ – Zugriff 28.1.2016.

73 http://ich-glaube-der-hamster-bohnert.de
74 Vgl. Singh/Ernst 2009, S. 274
75 Alexander P. F. Ehlers, Medizin in den Händen von Heilpraktikern, »Nicht-Heilkundigen«. Heidelberg 1995, S. 281.
76 Quelle: https://epetitionen.bundestag.de/petitionen/_2011/_09/_06/Petition_19784.html – Zugriff 5.1.2016.
77 Quelle: http://www.heilpraktiker-vdh.de/index.php/aktuelles-2/archiv-2/37-petitionheilpraktiker – Zugriff 5.1.2016.
78 Ehlers 1995, S. 160
79 Zit. nach Ehlers, S. 167
80 ebd., S. 144
81 http://freieheilpraktiker.com/cms_save/6020/Eckpunkte%20zum%20Erhalt%20der%20Heilpraktiker.pdf
82 Alternativmediziner spielen mit dem Leben ihrer Patienten – eine Undercover-Reportage: https://correctiv.org/recherchen/stories/2015/12/18/alternativmedizin-krebs-leben-der-patienten-gefaehrdet/ – Zugriff 23.1.2016.
83 Zit. nach Ehlers, S. 162
84 ebd., S. 143
85 ebd., S. 143
86 ebd., S. 218
87 ebd., S. 207
88 BVerfG, Beschluss vom 17.07.1961, BVerfGE 13, S. 97-122, zit. in: Ehlers 1995, S. 283
89 Zit. ebd., S. 284
90 http://www.paracelsus.de/ausbildung/well_tr/wellnesstrainer.asp.
91 http://www.aerztezeitung.de/medizin/krankheiten/infektionskrankheiten/impfen/article/497998/viele-hebammen-tun-schwer-impfungen.html – Zugriff 21.1.2016.

92 http://www.dhz-online.de/index.php?id=668&tx_ttnews-%5Btt_news%5D=5150 – Zugriff 21.1.2016.

93 http://www.spiegel.de/spiegel/spiegelspecial/d-53533410.html – Zugriff am 28.2.2016.

94 Ben Goldacre, s. Anmerkung 47

95 http://www.cochrane.de/de/ebm – Zugriff 25.1.2016.

96 Übernommen von: https://www.psiram.com/ge/index.php/Zehn_Indizien_f%C3%BCr_Quacksalberei – Die Texte von psiram.com stehen unter der Creative Commons Attribution-ShareAlike Lizenz, der zufolge das Material in jedwedem Format oder Medium vervielfältigt und weiterverbreitet, remixt, verändert und sogar für kommerzielle Zwecke verwendet werden darf.

97 http://www.arznei-telegramm.de/zeit/0310_b.php3

98 Vgl. Federspiel/Herbst, Die Andere Medizin. S. 26

Sachregister

Personenregister